Dra. Olga Aude Rueda

Cocina
para
diabéticos

Nueva edición revisada y corregida

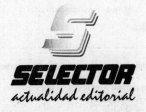

SELECTOR
actualidad editorial

SELECTOR
actualidad editorial
Doctor Erazo 120 Colonia Doctores 06720 México, D.F.
Tel. 55 88 72 72 Fax. 57 61 57 16

COCINA PARA DIABÉTICOS
Autora: Dra. Olga Aude Rueda
Colección: Cocina

Diseño de portada: Perla Alejandra López Romo

D.R. © Selector, S.A. de C.V., 2004
        Doctor Erazo, 120, Col. Doctores
        C.P. 06720, México, D.F.

ISBN-13: 978-970-643-742-6
ISBN-10: 970-643-742-8

Séptima reimpresión. Mayo de 2009.

                Sistema de clasificación Melvil Dewey
641.563
A225
2004   Aude Rueda, Olga.
        Cocina para diabéticos / Dra. Olga Aude Rueda. —
        México, D.F.: Selector, S. A. de C.V., 2004.
        200 p.
        ISBN: 970-643-742-8

        1. Cocina. 2. Menús para diabéticos.

Índice

Tercera parte: Recetas

Consumir alimentos *científicamente balanceados* permite que las personas con diabetes obtengan una mejor calidad de vida. Un plan de alimentación personal es básico para prevenir enfermedades serias.

La dieta occidental "moderna" es una dieta desequilibrada, porque proporciona muchas grasas y muy poca fibra; además, hay exceso en el consumo de alimentos.

En México, la diabetes mellitus (DM) afecta a más del 8% de la población general.

Un grupo muy grande de personas con DM 2 puede ser controlado únicamente con *tratamiento dietético*, que será exitoso en la medida en que se pongan en práctica los *conocimientos nutricionales* que se vayan adquiriendo, en forma individual y grupal, hasta lograr *modificar los hábitos alimenticios* del paciente y su familia.

Persuadir a las personas para que modifiquen sus hábitos es difícil; pero la *información convincente motiva y permite* lograr el *cambio de los hábitos en la alimentación*. Así, cuando el consumo total es excesivo, se requerirá disminuir las raciones; evitando siempre los alimentos potencialmente dañinos.

A través de los años, han variado los componentes de las dietas prescritas a las personas con diabetes, cambiando los porcentajes de los diferentes carbohidratos y grasas, así como de las proteínas.

La dieta con contenido limitado de grasas, acompañada de ejercicio, reduce riesgos de enfermedad cardiaca, cerebral y arterosclerosis (formación de placas, dentro de las arterias, que llegan a impedir el paso de la sangre). Las personas con DM 2 tienen mayor riesgo de desarrollar este tipo de problemas; así que es muy importante ajustar correctamente los hábitos dietéticos y un adecuado programa de actividad física.

Es **elemental**, para lograr el éxito del tratamiento dietético, identificar los diferentes nutrientes; utilizar los adecuados, aprendiendo a intercambiar los alimentos de acuerdo con sus contenidos; y cuando sea necesario, disminuir la cantidad de calorías.

La educación sencilla y práctica acerca de nutrición saludable, y la manera de realizarla con un *plan de alimentación individual*, mejora el control de la diabetes y reduce el índice de hospitalizaciones, gastos personales y públicos.

Así que una buena *dieta* y un programa de *actividad física* adecuado son el principal tratamiento para la inmensa mayoría de personas con DM. Este libro le ofrece un plan de asesoría mediante compendios de datos y recetas nutritivas y deliciosas, con ingredientes económicos y comunes en nuestro medio; limitadas en su contenido de azúcares simples, grasas saturadas y colesterol.

OLGA AUDE RUEDA

PRIMERA PARTE

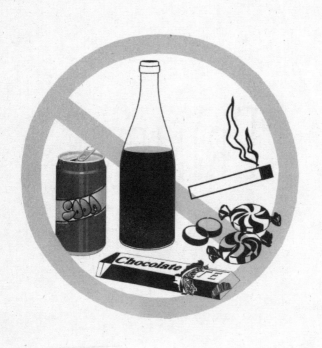

DIABETES MELLITUS

DEFINICIÓN

La diabetes mellitus (DM) es una enfermedad crónica, compleja y frecuente; se caracteriza por hiperglucemia[1] y alteraciones metabólicas de CH,[2] grasas y proteínas, provocadas por deficiencia absoluta y relativa en la acción y/o secreción de insulina; las consecuencias de estas deficiencias son severas.

Varios procesos patológicos están involucrados en el desarrollo de la diabetes. Éstos van desde la destrucción autoinmune[3] de las células beta del páncreas, con la deficiencia de la insulina resultante; hasta anormalidades que ocasionan resis-

[1] Glucosa por arriba de lo normal.
[2] Carbohidratos.
[3] Alteración del sistema de defensas.

tencia a la acción de la insulina, o sea, respuesta disminuida de los tejidos a la insulina.

Varios estudios genéticos, inmunológicos y clínicos muestran que, en los países del oeste, la forma de diabetes que se ha instalado en la juventud, es diferente de aquella que se instala, principalmente, en la vida adulta. Sin embargo, en gente joven existe un tipo de DM que no requiere la insulina y que es notablemente diferente de la DM de inicio agudo que típicamente ocurre en los niños.

El comité de expertos para el diagnóstico y clasificación de diabetes mellitus, en el reporte de enero del 2003, divide a la DM en: diabetes mellitus tipo 1, diabetes mellitus tipo 2, otros tipos específicos y diabetes mellitus gestacional.

En los tres primeros grupos se definen varios subtipos, que obedecen a diferentes causas.

Diabetes mellitus 1

La DM 1 (dependiente de la insulina) se diagnostica más en la niñez, aunque también puede aparecer en los adultos. Del 10 al 15% de los casos diagnosticados al inicio como DM 2, en realidad son DM 1 de inicio tardío. La mayoría de estos pacientes son delgados, aunque la presencia de obesidad es compatible con el diagnóstico.

Un proceso autoinmune que destruye las células beta del páncreas, productoras de la insulina, está implicado en la DM 1. La destrucción autoinmune de las células beta tiene predisposiciones genéticas[4] múltiples y se relaciona con factores ambientales pobremente definidos. La tasa de destrucción de las células beta es muy variable; es rápida, principalmente, en los niños y lenta en los adultos.

La mayoría de los niños y adolescentes tienen como primera manifestación la cetoacidosis.[5] Otros tiene escasa hiperglucemia de ayuno que rápidamente cambia a hiperglucemia severa, o cetoacidosis cuando hay infección o algún otro estrés.

Particularmente los adultos pueden retener suficiente función residual de células beta para prevenir la cetoacidosis por muchos años; aunque algunos de estos pacientes con larga evolución de la enfermedad, al final requieren la insulina; porque en esta etapa tardía *casi* no hay o no hay secreción de insulina y esto lo apoyamos con mediciones de péptido C.[6]

Así que, en los pacientes con DM 1 el cuerpo no elabora insulina. Cuando falta la insulina, el azúcar no puede entrar a las células para producir energía.

---

[4] Heredamos dentro del núcleo de nuestras células algo que facilita tal o cual enfermedad.

[5] Estado agudo grave de la diabetes.

[6] Se mide en la sangre.

Si usted padece DM 1 debe comer la cantidad de alimentos que necesite y utilizar la cantidad de insulina que requiera.

Por lo anterior, usted se aplicará insulina suficiente para vivir bien.

Diabetes mellitus 2

La DM 2 es una enfermedad determinada genéticamente que se caracteriza por la elevación de glucosa sérica (en sangre) y producción aumentada de glucosa por el hígado, como consecuencia de la disminución de acción biológica de la insulina. En este tipo de diabetes se produce insulina, pero hay resistencia; por lo que estos pacientes no requieren de la insulina para vivir; la mayoría son obesos y pueden tener un aumento en el porcentaje de grasa corporal, distribuida predominantemente, en la región abdominal. La DM 2 ocurre en adultos de edad avanzada, aunque puede ocurrir en edades tempranas en grupos de alto riesgo; comprende entre el 85 y 90% de todas las personas con diabetes.

La DM 2 se asocia con predisposición genética importante; sin embargo, la genética de esta forma de DM es compleja y no está claramente definida.

Las etiologías específicas de esta forma de diabetes no son conocidas; se piensa que existen diferentes causas.

Existe interacción genética con factores ambientales; *así, las costumbres de vida como una dieta mal balanceada, la falta de actividad física, la obesidad y el estrés,* influyen en el desarrollo de la enfermedad.

Los datos disponibles indican que en la mayoría de los casos, el sobrepeso precede a la expresión clínica de DM 2. Sin embargo, la obesidad por sí sola es *insuficiente* para ocasionar DM 2.

Los cambios en el estilo de vida y la occidentalización que acompaña el avance económico de las naciones desarrolladas, han ocasionado aumentos importantes en la presencia de DM 2. Generalmente las personas que habitan en el área rural conservan su estilo de vida y no han adoptado prácticas activas y modernas.

Es importante la relación que existe entre estas transiciones y los patrones nuevos que adoptan las enfermedades. En las naciones económicamente desarrolladas, los patrones de enfermedad que antes se acentuaban en las infecciones ahora corresponden a las enfermedades crónicas, las cuales han aumentado. Muchas de las sociedades que han tenido una transformación económica rápida reportan altas tasas de DM 2. Esto hacer pensar que aumentarán las tasas de esta enfermedad, en lo futuro, en las naciones con mayores avances económicos.

La DM 2 está presente en casi todas las naciones del mundo; sin embargo, es muy diferente el riesgo de DM 2 entre las diversas poblaciones.

Tenemos sólo una idea vaga del número real de personas con DM 2 a nivel mundial; quizá sea por la variabilidad, entre las diversas poblaciones, del desarrollo de esta enfermedad y el *número elevado de casos sin diagnóstico*. Así, *hay* por lo menos *un caso sin diagnóstico por cada caso conocido*, por tanto, la verdadera prevalencia de la diabetes 2 no ha sido estimada.

Tener diabetes sin diagnóstico es una situación muy seria, ya que existe el riesgo, muy elevado, de infarto agudo del miocardio, enfermedad vascular cerebral y enfermedad vascular periférica; además de la posibilidad de que coexistan dislipidemia, hipertensión y obesidad.

Intolerancia a la glucosa-resistencia a la insulina

El mayor estímulo para la producción de insulina es la glucosa.

La insulina, una vez sintetizada en las células beta del páncreas, actuará en lugares conocidos como *receptores*, a través de una serie de reacciones que *permiten que la glucosa penetre en cada célula*.

Estos pasos normales pueden estar alterados en múltiples situaciones. Aun en población sana hay *resistencia a la acción de insulina*; quizá muchas de estas personas, con el tiempo, sean intolerantes a la glucosa o desarrollen DM. Ya que cuando hay resistencia a la insulina, ésta no actúa en donde debe y, por tanto, la glucosa y la misma insulina se *elevan anormalmente en la sangre.*

La intolerancia a la glucosa y la alteración de la glucosa en ayunas, son *estados entre el nivel de glucosa normal y la diabetes.* Son factores de riesgo para la diabetes y las enfermedades cardiovasculares; se asocian con resistencia a la insulina y también con un riesgo alto y progresivo de desarrollar complicaciones de pequeñas y grandes arterias. Estas personas manifiestan la intolerancia a la glucosa cuando se realiza la *prueba de tolerancia oral con una carga de glucosa.* La resistencia a la insulina puede mejorar con *pérdida de peso, ejercicio* y si es necesario, con tratamiento farmacológico; aunque rara vez se normaliza por completo.

El comité de expertos para el diagnóstico de diabetes mellitus, en noviembre de 2003, publicó los siguientes valores diagnósticos, obtenidos al analizar una muestra sanguínea:

(mgs/dl)	Glucosa en ayunas	Glucosa 2 horas poscarga oral de glucosa
normal	<100	<140
glucosa anormal en ayunas	100-125	
intolerancia a la glucosa		140-199
diabetes	126 o más	igual o >200

Otras veces esta resistencia a la insulina es irreversible, porque está determinada genéticamente.

Hay trastornos cardiovaculares muy serios que están ligados a la resistencia a la insulina; el riesgo de presentar infartos del miocardio es 12 veces mayor en las personas con diabetes.

La DM disminuye la capacidad, de las personas afectadas, para utilizar la glucosa.

Así que el organismo no produce la suficiente insulina o no la emplea eficazmente, para convertir la glucosa en energía. Esto ocasiona que la glucosa se eleve en la sangre, con las consecuentes complicaciones a corto y largo plazos.

Con frecuencia, la DM 2 permanece sin diagnosticar por muchos años, porque en las etapas tempranas la glucosa se eleva en forma lenta y el paciente no percibe los síntomas clásicos; aun así, estas personas tienen riesgo elevado de complicaciones vasculares.

Cuando se diagnostica DM 2, alrededor del 25% de los casos tiene complicaciones vasculares; y quizá han vivido con diabetes durante 10 o más años, sin saberlo.

Existen datos que demuestran que en la República Mexicana, el número de personas que padecen DM 2 ha aumentado considerablemente en los últimos 30 años. Hoy encontramos esta enfermedad en los *infantes* y *adolescentes*, hijos de ambos padres con DM 2; *lo que obliga a sospecharla y buscarla* en los hijos "sanos" de padres con la DM 2, pues pueden tener intolerancia a la glucosa; la que si no es tratada progresará a DM 1.

Complicaciones crónicas

Las complicaciones crónicas de la diabetes incluyen:

- ☞Retinopatía con pérdida de la visión en diferentes grados.
- ☞Nefropatía que lleva a falla renal.
- ☞Neuropatía periférica con riesgo de úlceras en los pies, amputaciones, articulaciones de Charcot; neuropatía autonómica que ocasiona síntomas de disfunciones gastrointestinales, genitourinarias, cardiovasculares y sexuales.

Los programas para prevenir daño por retinopatía diabética reducen notablemente la ceguera (pérdida de la visión) y al mismo tiempo disminuyen el gasto público. Hay evidencias epidemiológicas de que el desarrollo de la retinopatía empieza, por lo menos, 7 años **antes** del diagnóstico de DM 2.

Existen estudios muy confiables que han demostrado que la fotocoagulación (láser) a tiempo, reduce notablemente la pérdida de la visión de las personas con retinopatía diabética. De esto se deduce la importancia del seguimiento cuidadoso y el tratamiento temprano y apoyado; en caso de que sea necesario.

La albúmina en orina de 24 horas es normal si es <30 mg; cuando hay progresión a microalbuminuria (30-300 mg en orina de 24 horas) puede haber elevaciones incipientes de la presión arterial y discretas alteraciones en colesterol y triglicéridos, con elevado riesgo de enfermedad cardiovascular. Cuando existe **microalbuminuria** *se debe mejorar aún más el control de la glucosa; restringir las proteínas de la dieta, tratar la hipertensión arterial leve y detectar, y tratar en caso necesario, otros factores de riesgo cardiovascular.*

La microalbuminuria puede progresar a nefropatía. La primera causa de insuficiencia renal, en los Estados Unidos, es la nefropatía diabética. El diagnóstico clínico de nefropatía diabética está basado en la detección de >300 mg de albúmina en orina de 24 horas.

Hace 40 años, cerca del 50% de los pacientes con DM 1 desarrollaba nefropatía diabética; hoy, el riesgo ha disminuido notoriamente; mucho ha contribuido el tratamiento de la presión arterial. Se ha demostrado que en las personas con DM **se puede prevenir la nefropatía mediante un control metabólico estricto; con resultados de hemoglobina glucosilada Aic en 6-6.5**.

El riesgo para desarrollar otras complicaciones crónicas aumenta en los pacientes con nefropatía diabética.

Así, es indispensable, que además del adecuado control de glucosa, colesterol y triglicéridos séricos (en sangre), por lo menos cada 2 meses revise las cifras de tensión arterial y se haga un examen general de orina. Además, cada año verifique si su excreción de albúmina en orina es normal. Sométase a examen de "fondo de ojo" con un oftalmólogo.

Lo normal es que:

- Cada célula de su cuerpo necesita formar energía para vivir.
- Esta energía se produce a partir de la glucosa; principalmente durante la digestión de alimentos, la glucosa pasa a la sangre y en la circulación llega a las células beta del páncreas.
- La glucosa estimula a las células beta para que produzcan insulina.
- La insulina abre las compuertas de las membranas de casi todas las células, para que penetre la glucosa y se produzca energía.

Cuando no hay insulina disponible (DM 1) o cuando la insulina que tenemos no es capaz, por diferentes causas, de apoyar la entrada de la glucosa a las células (DM 2), tenemos sensaciones o síntomas de diabetes:

- Aumenta la sed, porque aumenta la frecuencia de orinar y esto es por estar la glucosa alta en sangre;

lo que lleva a eliminar en la orina: glucosa, mucha agua, sodio (sal) y potasio.

☛ Muchas veces pérdida de peso repentina por falta de insulina (DM 1) o de su acción (DM 2).

☛ Aumento del apetito, a veces cansancio, ocasionado por todo lo anterior.

La diabetes es algo serio. Si usted la padece, participe seriamente para lograr su control.

Ya es tiempo de que las personas con riesgo elevado de padecer diabetes se enteren de los factores de riesgo y los síntomas de la enfermedad.

Forma de **PREVENIR** la diabetes mellitus tipo 2

Los **factores de riesgo** más comunes para DM 2 son:

★ Tener más de 45 años.

★ Historia familiar de diabetes mellitus en parientes cercanos (de primer grado).

★ Ser latino, nativo americano, áfrico o asiático-americano o de las islas del Pacífico.

★ Tener o haber tenido **intolerancia a la glucosa** de ayuno o por curva de tolerancia.

★ Historia de diabetes durante el embarazo (diabetes mellitus gestacional).

★ Ser madre de una criatura que pesó más de 4 kilos al nacer.

★ Excesivo aumento de peso.

★ Falta de actividad física.

★ Presión arterial igual o mayor a 140/90.

★ Colesterol de HDL <35; triglicéridos >250.

★ Síndrome de ovarios poliquísticos.

★ Historia de enfermedad vascular.

★ Colesterol, triglicéridos elevados.

★ Presión arterial alta.

Muchos casos de DM 2 pueden prevenirse con:

★ Alimentación saludable.

★ Ejercicio físico.

★ Consumo limitado de grasas.

★ Ingesta diaria de fibra.

★ Mantener peso corporal adecuado.

★ Evitar el tabaquismo.

★ Control de hipertensión.

* "Romper" el estrés constantemente.

La búsqueda de DM en individuos asintomáticos, sin diagnóstico, deberá ser considerada en personas de 45 años o más y realizarse cada 3 años.

Se considerará el chequeo más frecuente y desde edades más tempranas en:

☞ Obesos con 120% o más del peso corporal deseado o con un IMC de 27 kg/m² o más.

☞ Aquellos que tienen un pariente de primer grado con DM (padres, hermanos).

☞ Miembros de una etnia de alto riesgo (americano-africano, español, nativo americano).

☞ Los inactivos.

☞ Los que tienen historia de enfermedad vascular.

☞ Síndrome de ovarios poliquísticos.

☞ Quien ha dado a luz un pequeño con peso de 4 kilos o más, o que le hayan diagnosticado diabetes mellitus gestacional.

☞ Hipertensos (TA>a 140/90).

☞ Los que tengan colesterol de HDL <35 mg/dl y/o triglicéridos >250 mg/dl.

☞ Los que en una prueba anterior hayan tenido intolerancia a la glucosa o glucosa de ayuno anormal.

Debe sospechar de diabetes si tiene:

1. Orina frecuente
2. Sed constante
3. Debilidad, cansancio
4. Hambre persistente

La DM es un factor muy importante en la pérdida de producción primaria y en los costos de salud; costos que se han incrementado al elevarse la prevalencia de DM 2, ya que se ocasiona aumento de demanda de los servicios de salud para estos pacientes. Hay varias enfermedades asociadas a la diabetes y el riesgo de padecerlas es alto, por lo que puede aumentar, aún más, la carga económica de esta enfermedad. Las consecuencias en la economía, del verdadero costo ocasionado por la diabetes, son subestimadas.

SEGUNDA PARTE

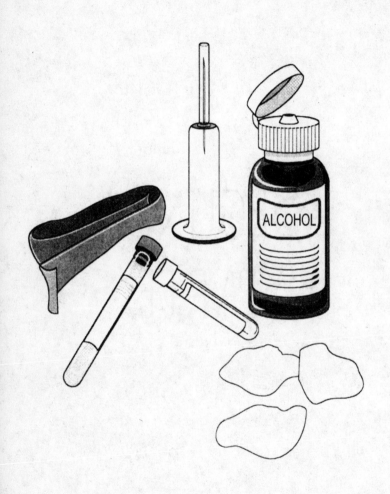

Tratamiento
de la diabetes mellitus

E

l tratamiento de la diabetes consiste en:

a) Educación de la persona con diabetes
b) Plan de alimentación
c) Actividad física
d) Medicamentos

Es indudable que cuando se dispone de conocimientos y destrezas apropiadas, así como de la motivación para ponerlas en práctica de manera cotidiana, los resultados son excelentes; por eso el proceso educativo de las personas diabéticas debe ser el correcto, para que sean capaces de controlar su propia enfermedad con ayuda médica.

El objetivo básico de la educación es la **acción** y no se limita a la instrucción con acumulación de conocimientos. La educación de la persona con

DM la induce a cambiar viejos hábitos, perjudiciales para su salud, por conductas saludables.

Numerosas personas diabéticas continúan sufriendo múltiples molestias y desarrollando complicaciones que las incapacitan *por no tener control adecuado* de la enfermedad, la mayoría de las veces por **falta de información** a todos los niveles.

La educación es la base del tratamiento

Cuando usted obtenga el control aceptable, recuperará su bienestar, gracias a su participación activa para llevar a cabo el plan de alimentación y de actividad física, adoptando hábitos que mejorarán su salud y alargarán su vida.

En este libro me refiero más ampliamente al plan de alimentación y a la actividad física.

PLAN DE ALIMENTACIÓN

Antecedentes

Antes, los productos de la tierra crecían en suelos sin alteraciones; el mantillo era su único abono, lo que permitía al hombre preparar alimentos sin falsificación ni desnaturalización. La calidad suplía la abundancia de hoy.

Había regularidad en el horario para las comidas y para el sueño. Así, levantarse al alba y acostarse a la puesta del sol, con aire puro, y alimentos saludables, proveía y provee aún hoy, a las personas de costumbres sencillas, robustez a *toda* prueba.

La dieta del ser humano estaba basada principalmente en alimentos de origen vegetal. Era rica en almidones, carbohidratos complejos y fibra; baja en grasas y azúcares.

La dieta de los países industrializados empezó a cambiar al inicio de la Revolución Industrial. Los alimentos que eran naturalmente altos en fibra fueron refinados, con lo que su contenido de fibra disminuyó drásticamente. El consumo de grasa se incrementó, lo mismo que el total de energía; y la carne se transformó en un símbolo de opulencia. El organismo quedó expuesto entonces a una dieta que era notablemente diferente y a la cual no estaba adaptado.

Las excitaciones múltiples de la vida citadina, un ritmo de vida cada vez más acelerado; con comodidades que hacen inútil todo esfuerzo muscular, aunado a dietas no saludables, han ocasionado severas alteraciones en la salud.

Cuando las naciones pobres prosperan o sus habitantes emigran hacia países ricos, aumenta entre ellos la enfermedad cardiovascular y la diabetes. América Latina está pasando una transición epidemiológica y estas enfermedades hoy son comunes en varios países latinoamericanos.

Se concluye que: las naciones menos desarrolladas, en su búsqueda de prosperidad, deben conservar sus patrones alimenticios y algunos aspectos de su estilo de vida.

Es conveniente consumir más alimentos de origen vegetal y menos de origen animal; establecer una rutina diaria, de actividad física. ¡Huya del estrés!

Las estrategias con **dieta** siguen siendo la primera opción de prevención y, en el caso necesario, de tratamiento de estas enfermedades.

Generalidades

La dieta ha sido y es piedra angular del tratamiento; es muy importante que sea personal, flexible, apegada en lo posible al gusto de cada persona para que realmente se le facilite realizarla. El plan de alimentación adecuado debe adaptarse a las condiciones socioeconómicas y culturales del paciente.

Cuando está bien balanceada, la dieta contiene cada día, en la proporción adecuada para cada persona, alimentos de los grupos de vegetales (grupos I y II), leguminosas, pan (harinas, pastas y cereales), carnes (proteínas animales de carnes rojas, pollo, pescado, etcétera), lácteos (leche y derivados), frutas y grasas.

La dieta

★ Modifica costumbres.
★ Proporciona nutrición apropiada para cada persona.
★ Individualiza las fuentes de energía.
★ Distribuye la ingesta de calorías cada día.
★ Lleva a obtener el peso deseable.
★ Cuando es adecuada, ayuda a perder muchos kilos, pero poco a poco, si así se requiere.
★ Muy baja en calorías, para que sea exitosa; en las personas diabéticas obesas, requiere supervisión médica intensa con monitoreo.
★ Apoya el aumento de actividad física.

Calorías

Los alimentos son esenciales para que el cuerpo desarrolle todas sus actividades.

Para llevar a cabo todas sus funciones, el organismo necesita energía en la forma de calorías y éstas proceden de los alimentos.

Una caloría puede definirse como la unidad de calor, de la misma manera que un centímetro es una unidad de medida y un gramo una unidad de peso.

El total de calorías o cantidad de alimento debe calcularse para cada persona, o sea que es *individual*, según edad, sexo, talla, peso ideal, actividad física, tipo de diabetes y tomando en cuenta si existe: obesidad, desnutrición, embarazo, dislipidemia, hipertensión arterial, nefropatía o cardiopatía.

Requieren más calorías los niños en crecimiento y desarrollo, adolescentes, mujeres embarazadas (lactancia) y deportistas.

Cuando existe sobrepeso, debe haber pérdida de éste para obtener mejoría. Generalmente, 1,200 kcal/día en mujeres y 1,500 kcal/día en hombres son suficientes para lograr bajar de peso.

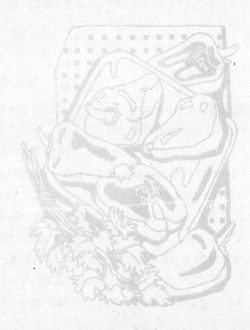

Alimento	Porción	Kilocalorías
Aguacate	½ taza	153
Arroz cocido	½ taza	73
Brócoli	½ taza	25
Cereales listos para consumir	30 gramos	100
Carne de res magra	100 gramos	147
Carne de cerdo	100 gramos	275
Frijoles cocidos	½ taza	125
Leche descremada	1 taza	84
Lechuga picada	1 taza	10
Mantequilla	1 cucharadita	36
Melón	¼ de unidad	30
Naranja	1 pieza	62
Pan integral	1 rebanada	61
Pan blanco	1 rebanada	64
Pasta cocida	½ taza	68
Palomitas sin mantequilla	2 tazas	46
Pescado asado	100 gramos	115
Tortilla de maíz	1 unidad (54 g)	111
Zanahoria	1 pieza	31
Cerveza	1 lata (355 ml)	150
Vino tinto/blanco	1 copa (105 ml)	72
Whisky	1 trago (45 ml)	113

Porcentajes de nutrientes

El más antiguo tratamiento de la diabetes es la modificación en la dieta. La alimentación es fundamental en todo tipo de DM. La nutrición adecuada mejora el control de la glucosa, reduce la frecuencia de hipoglucemias e hipertensión arterial; mejora el perfil de lípidos sanguíneos.

La dieta que hoy es oficialmente recomendada contiene una gran cantidad de carbohidratos complejos y mucho menor porcentaje de grasas y proteínas; ya que disminuir la ingestión de proteínas atenúa la pérdida progresiva de la función renal.

Tomando en cuenta los patrones de alimentación y las respuestas de glucosa y triglicéridos séricos de cada persona diabética, se recomienda que su dieta diaria contenga idealmente:

CARBOHIDRATOS:	complejos 50%; simples 10%
PROTEÍNAS:	(en adultos) .85 g/kg de peso corporal; disminuya para prevenir o retardar complicaciones renales.
GRASAS: 30%:	10% monoinsaturada
	10% poliinsaturada
	10% saturada
	300 g colesterol/día

Fibra

Las dietas que permiten un elevado consumo de fibra mejoran el metabolismo de la glucosa sin aumentar la secreción de insulina. Estas dietas aumentan los lugares de acción de la insulina en las células (receptoras de insulina). De lo que se deduce que mejoran la sensibilidad de la insulina, o sea que ayudan a que la glucosa penetre en las células.

La fibra:

- Produce saciedad.
- Facilita la digestión.
- Requiere ingesta de agua extra.
- Abunda en verduras, leguminosas y cereales integrales.
- El aparato digestivo humano no la degrada o lo hace parcialmente.
- En exceso, en forma repentina, puede ocasionar gases, diarrea con pérdida de minerales y vitaminas.
- Se recomienda mezclar soluble e insoluble para obtener mayor beneficio.
- Se debe aumentar, pero poco a poco, su consumo.
- Los adultos pueden consumir entre 20 y 40/g al día, según cada persona.
- El consumo de fibra dietética y líquidos promueve el paso regular de heces suaves.
- Disminuye las concentraciones de colesterol y glucosa.

☛ Aumenta la sensibilidad a la insulina.

☛ Disminuye la presión sanguínea.

☛ Favorece el control de peso.

☛ Entre las mujeres que consumen una dieta baja en grasas y alta en fibra, es muy raro encontrar cáncer de mama.

Alimentos	Porción	Fibra (g)
Brócoli	½ taza	2
Calabacita	½ taza	1
Coliflor	½ taza	1
Champiñones rebanados	½ taza	1
Espinaca	½ taza	2
Garbanzos	½ taza	5
Lentejas cocidas	½ taza	4
Manzana (con cáscara)	1 mediana	4
Naranja	1 mediana	3
Nopales	½ taza	3
Pan de caja	1 rebanada	0.5
Pepino	½ taza	0.5
Pera (con cáscara)	1 mediana	3
Pimiento verde picado	½ taza	0.5
Tomate	½ unidad	1
Tortilla de maíz o harina	1 unidad (20 g)	1
Frijoles cocidos	½ taza	5

"ALIMENTOS MILAGROSOS"

El ser humano se siente muy inclinado a los "*milagros alimenticios*":

★ Vitaminas milagrosas.

★ Para adelgazar sólo ingerir carnes, no féculas ni grasas.

★ El jugo de zanahoria devuelve la visión.

★ Popeye es fuerte por las espinacas.

★ Modas: levadura de cerveza, germen de trigo, yogur, magnesio, calcio, leche...

Todos son alimentos que componen un régimen alimenticio normal. Cada "descubrimiento" tiene cierta porción de verdad.

Si tuviera que adquirir todos los "alimentos milagrosos" que les son recomendados, su presupuesto mensual se agotaría en una semana y no serían suficientes las 24 horas del día para comer todo.

Hay autores de regímenes alimenticios que al parecer pueden aplicarse a todo el mundo sin distinción; como si la misma receta médica pudiera servir para cualquier enfermedad.

El régimen de tal o cual persona no puede ser el mismo que el de un vecino suyo, con tendencias patológicas diferentes, con sistema de trabajo diverso y actividades de otro género.

¿Cómo establecer un régimen igual para todos? Si sólo por la edad y el sexo la alimentación varía de alguna forma.

Bebidas alcohólicas

Ninguna persona con DM debe tomar más de 1 o cuando mucho 2 bebidas alcohólicas al mismo tiempo y además, para hacerlo, requiere autorización médica.

El consumo de alcohol exacerba la hipertrigliceridemia y puede aumentar la presión arterial y contribuir al sobrepeso por exceso de ingesta de calorías.

Si usted requiere perder peso, debe evitar ingerir bebidas alcohólicas. El alcohol contiene calorías que entorpecen sus esfuerzos de perder peso; además estimula su apetito.

Si ocasionalmente desea una copa debe sustituir:*

- ☞ Un vaso de leche descremada, por 360 ml de cerveza ligera (100 kcal).
- ☞ 1 ración de pan y 2 de grasa, por 360 ml de cerveza (150 kcal).
- ☞ 2 raciones de grasa, por 120 ml (una copa) de vino de mesa (80 kcal).

---

* Estos intercambios los puede hacer ocasionalmente, ya que se aproximan en contenido de calorías, pero **no** en nutrientes.

★ Si utiliza insulina, **no** sustituya la bebida alcohólica por algún alimento indicado.

★ Si **no** utiliza insulina, sí debe retirar por lo menos la ración de fruta y si fuere necesario 1 ración de pan de lo que usted tenga indicado, para poder tomar 1 copa.

★ Debe acompañar la copa con alguna de las comidas principales, ya que el alcohol puede ocasionar disminución de glucosa.

★ Paradójicamente, el alcohol también puede elevar la glucosa.

★ Si utiliza algún medicamento con clorpropamida, **no** debe tomarlo con bebidas alcohólicas.

★ *Requiere autorización médica siempre.*

Nutrientes y equivalentes

Los carbohidratos son la principal fuente de energía para su cuerpo; se clasifican en simples y complejos. Los simples, como el azúcar, entran en la corriente sanguínea rápidamente. Los carbohidratos complejos (almidones y féculas) se absorben lentamente y son ideales en los planes de alimentación de las personas con diabetes. Ejemplos de carbohidratos complejos: pan, cereal, tortilla, pasta, frijoles, garbanzos, lentejas, habas, germinados.

El cuerpo utiliza las proteínas para construir y reparar los tejidos. Las encontramos en: carnes, pollo, pescados, huevo, quesos, leche.

Las grasas son necesarias para algunas funciones metabólicas y son fuente de reserva de energía.

Hay 9 calorías en cada gramo de grasa y 4 calorías en cada gramo de carbohidratos y proteínas; así que debe incluir poca grasa y más carbohidratos complejos.

Cada alimento principal (desayuno, comida y cena) debe contener una porción indicada de: azúcares complejos y simples, lácteos, verduras grupo I, carnes, grasas; así todos los nutrientes estarán presentes en forma equilibrada.

Evite azúcares simples de: postres, mermeladas, el azúcar como tal, pan de dulce, jarabes, refrescos, helados, nieves, chocolates, licuados; las frutas en almíbar, cristalizadas, compotas, jaleas; algunos aderezos salados.

Hay varias clases de grasas:

Saturadas: contribuyen a elevar el colesterol dañino (LDL); grasas animales, margarina, manteca vegetal y aceite de palma y de coco.

Insaturadas: (Mono y poliinsaturadas) como aceites de oliva, de maíz y ajonjolí. Debe utilizarlas para disminuir la ingestión de grasas saturadas.

Colesterol: se encuentra en la yema de huevo, carne roja, pollo, vísceras, chicharrón, quesos amarillos, leche entera.

Para reducir las grasas en su dieta:

- ☛ Evite manteca, tocino, salchichonería, vísceras, quesos amarillos.
- ☛ Sólo "unte" con aceite de maíz, las cacerolas antes de guisar.
- ☛ Nada frito; mejor cocine a vapor, a fuego bajo; hornee, ase, rostice o hierva sus alimentos.
- ☛ Utilice productos descremados: leche, queso, yogur.
- ☛ Retire piel y grasa del pollo y de la carne antes de exponer al calor.
- ☛ Ponga atención en retirar la grasa del pollo y de la carne antes de molerlas.

Raciones de alimentos según cantidad de calorías

	Pan	Legu-minosas	Veg. 1	Veg. 2	Carnes	Leche	Grasa	Fruta
1 200 Calorías								
Desayuno	1	0	Al gusto	0	30 g	1	0	1
Comida	1	1	Al gusto	1	100 g	0	1	1
Cena	1	0	Al gusto	0	30 g	1	0	1
1 500 Calorías								
Desayuno	2	1	Al gusto	0	40 g	1	1	1
Comida	2	1	Al gusto	1	100 g	0	2	1
Cena	1	1	Al gusto	0	40 g	1	1	1
1 800 Calorías								
Desayuno	2	1	Al gusto	0	40 g	1	2	1
Comida	3	1	Al gusto	1	100 g	0	2	1
Cena	2	1	Al gusto	0	40 g	1	1	1

120 gramos de carne cruda equivalen a 90 gramos de carne cocida.

60 gramos de carne equivalen a:

– Un muslo pequeño o 2 piernitas de pollo.
– ½ taza de queso cottage o requesón.
– ½ taza de atún.

90 gramos de carne equivalen a:

- 1 hamburguesa mediana.
- ½ pechuga mediana de pollo.
- 1 bistec, no grueso, de 12 centímetros de largo, de pescado o carne.

Equivalentes

PAN, CEREALES Y TUBÉRCULOS	UNA RACIÓN ES IGUAL A:
Pan de caja (blanco, integral o negro)	1 rebanada
Bolillo	½ pieza
Tortilla	1 pieza
Medianoche	½ pieza
Bollo de hamburguesa	½ pieza
Habaneras	3 piezas
Galletas para sopa	20 piezas (pequeñas)
Marías	7 piezas
Hojuelas de avena cocida	¼ taza
Hojuelas de maíz	¾ taza
Arroz inflado	½ taza
Salvado de trigo	½ taza
Arroz cocido	½ taza
Pasta para sopa, tallarines, espagueti	½ taza
Harina de trigo integral	2 cucharadas soperas

Maicena	2 cucharadas soperas
Maíz palomero inflado	3 tazas
Maíz (granos)	1/2 taza
Papa	½ taza (en cuadritos)
Camote	¼ taza (en cuadritos)

LEGUMINOSAS COCIDAS	CADA RACIÓN EQUIVALE A:
Frijol (blanco, negro, café)	1 taza
Frijol de soya	1 taza
Haba seca o verde	1 taza
Garbanzo	1 taza
Lenteja	1 taza
Chícharo seco	1 taza
Germinado de soya	1 taza

Verduras grupo uno*

Acelgas	Espinacas
Alcachofas	Espárragos
Apio	Flor de calabaza
Berenjenas	Hongos

* Se pueden tomar en la cantidad que se desee: crudas, en ensalada, en sopas o en guisos con otros alimentos que estén también indicados en su dieta.

Brócoli

Lechuga

Berros

Jitomate

Calabacitas

Tomate verde

Cilantro

Nabo

Col

Nopales

Coliflor

Pepino

Pimientos rojos

Perejil

Pimientos verdes

Rábanos

Chayotes

Romeritos

Escarola

Verdolagas

Ejotes tiernos

Verduras grupo dos (sólo 1 ración al día)

Una ración es igual a una taza de 250 ml

Betabel

Guaje fresco

Pagua

Calabaza

Huauzontle

Poro

Cebolla

Zanahoria

Quelite

Chiles poblanos

Una ración es igual a ½ taza

Elote

Camote

Yuca

Chícharo

Papa

Plátano macho

Frutas

Contenido alto de fibra:	*Una ración equivale a:*
Fresa	15 piezas
Granada	2 piezas
Guayaba	2 piezas chicas
Pera	1 pieza
Tuna	1 pieza
Zarzamora	½ taza

Contenido medio de fibra	*Una ración es igual a:*
Capulines	12 piezas
Ciruelas	3 piezas
Chabacano fresco	3 piezas
Chabacano seco	3 mitades
Chicozapote	1 pieza pequeña
Durazno	1 pieza mediana
Higo fresco	1 pieza mediana
Lima	1 pieza
Mandarina	1 pieza mediana
Mango	1/2 pieza pequeña
Manzana	1 pieza
Naranja	1 pieza chica
Papaya	¾ taza (en cuadritos)
Piña	½ taza (en cuadritos)
Zapote negro	1 pieza chica

Contenido bajo de fibra:	*Una ración es igual a:*
Ciruela pasa	2 piezas
Dátiles	2 piezas
Jícama	¾ taza (en cuadritos)
Mamey	$1/_{10}$ pieza grande
Melón	1 taza (en bolitas)
Pasitas	2 cucharadas
Plátano	½ pieza
Sandía	1 taza (en bolitas)
Toronja	½ pieza
Uvas	10 piezas

Leche y sustitutos

	Por cada ración puede elegir:
Leche descremada (fresca o envasada)	1 taza de 240 ml
Leche evaporada descremada	$1/_3$ taza de 240 ml
Leche en polvo descremada	3 cucharadas soperas
Yogur de leche descremada (natural)	1 vaso

Azúcares naturales*

- Sacarosa (azúcar de caña)
- Fructosa (en las frutas y miel de abeja)
- Lactosa (en la leche)
- Sólo utilizar 30 g/día; distribuidos en las comidas y acompañados de otro tipo de alimento.

Carne y sustitutos (proteínas de origen animal)

Bajo contenido en grasa:	*Cada ración equivale a 100 g*
Res	Cortes magros: falda, bola, punta de palomilla, aguayón, filete (sin grasa).
Ternera	Cortes magros: pierna, costilla y lomo (sin grasa).
Aves	Carnes sin piel, blanca u oscura, de pollo o pavo (sin grasa).
Conejo	Cualquier parte magra (sin grasa).
Pescado	Cualquier tipo: fresco o congelado. Atún drenado: ½ taza
Quesos	Cottage, requesón: 6 cucharadas soperas. Panela, Oaxaca (hebra), Mozzarella.

* Puede utilizar con moderación *aspartame* para endulzar. Puede consumir 2 o 3 bebidas refrescantes al día, que contengan *este edulcorante*, pero no exponerlo al calor.

Contenido medio de grasa

Cerdo   Lomo, espaldilla, jamón cocido de lomo (sin grasa).
Cordero Pierna sin grasa.
Quesos   Añejo: 30 gramos y Parmesano: 2 cucharadas

Grasa y sustitutos

Una ración es igual a:

Aceite de maíz, cártamo, girasol	1 cucharadita
Aceite de oliva crudo	1 cucharadita
Aguacate	½ pieza chica
Almendras, cacahuates, nueces pequeñas	7 piezas
Aceitunas	5 piezas

Conviene incluir cada día, repartidos en cada comida

- Más leguminosas.
- Cuatro raciones de verduras del grupo I.
- Dos o más raciones de pan, cereales y tubérculos (según cada caso).
- Una o dos raciones de leche y sustitutos.
- Tres raciones de fruta.

☛ No más de 170 gramos, ya cocidos, divididos en 3 raciones de carne y sustitutos. Sólo 2 veces por semana puede utilizar carnes rojas sin grasa.

☛ Una o más raciones (según cada caso) de las siguientes grasas: aceite de maíz, cártamo y de oliva; aguacate, nueces y almendras.

A veces puede cambiar una ración de leche por una de pan o de leguminosas.

Puede utilizar libremente: canela, vainilla, yerbas de olor, anís, vinagre, mostaza, hojas de plátano, maíz y aguacatillo, chiles frescos o secos.

Ideas

☛ Es preferible comer la ración de fruta, en vez de exprimir el jugo porque:
* El jugo que se obtiene de una ración es escaso.
* Nos privamos de los beneficios de la fibra que la fruta contiene.

☛ Utilizar la fruta en las colaciones no es conveniente.

☛ Conviene utilizar la ración de fruta como postre.

☛ De las frutas secas sólo puede tomar 1 o 2 piezas, en lugar de la ración de fruta que le corresponda.

☛ Los garbanzos y frijoles contienen fibras en abundancia, hierro y vitaminas del grupo B.

- Los frijoles, alubias y garbanzos recalentados quedan muy bien.
- La combinación de leguminosas (frijol, garbanzo, lenteja, haba) con cereales (arroz, maíz, trigo) es una fuente de aminoácidos similares a los contenidos en las proteínas animales.
- Utilice, con las cremas de verdura, galletas habaneras o trocitos de pan tostado, sólo la cantidad que tenga indicada.
- Dore las tortillas en la parrilla o en el horno. No las fría.
- Elimine la grasa visible de la carne y del pollo antes de moler y de cocinar.
- Los quesos pueden sustituir cualquier tipo de carne, en las raciones que se indiquen.
- Conviene utilizar leche y quesos descremados o semidescremados. Son recomendables: requesón, cottage, Oaxaca semidescremado.
- La mayoría de las nueces contienen grasas insaturadas; combinadas con arroz o pan, son similares a las proteínas de las carnes.
- Utilice en su dieta personal las recetas de este libro y las incluidas en el libro *Cocina sin colesterol* para planear sus menús.
- Siempre revise los ingredientes de cada artículo y compruebe que no contengan grasas saturadas ni azúcares simples.
- Si expone al calor las grasas permitidas (aceite de oliva, mantequilla) se modifican y se saturan.

☞ El pescado está cocido cuando se parte en hojuelas fácilmente, al pincharlo con un tenedor.

☞ El pollo está listo cuando logramos introducir, fácilmente, un tenedor en la parte más gruesa y los jugos que brotan no son de color rosado.

☞ Si asamos carnes rojas debemos esperar que broten sus jugos y entonces condimentamos, volteamos y condimentamos el otro lado; las dejamos a fuego medio 3 minutos y las servimos.

LA DIETA DEL PACIENTE DIABÉTICO TIPO 1 ES DIFERENTE DE LA DIETA DEL PACIENTE DIABÉTICO TIPO 2

Diabetes Mellitus 1

Las personas con DM 1 deberán consumir las calorías indicadas, distribuidas de acuerdo con las aplicaciones de insulina y a la actividad física que realicen y así prevenir tanto hipoglucemia (glucosa muy baja) como elevación de glucosa.

En niños y jóvenes el control adecuado de la DM 1 es necesario también para obtener un crecimiento óptimo. Se requiere vigilancia periódica del peso y talla durante el crecimiento.

Los requerimientos de calorías varían por edad, sexo y grado de actividad.

El grado de actividad y los requerimientos calóricos varían notablemente en la niñez y juventud. Para proporcionar patrones adecuados de alimentación, en cada caso, la dieta deberá adaptarse cuando hacen deportes, están con una actividad normal, vacaciones, días de fiesta, días de enfermedad, etcétera.

Las mediciones de glucosa frecuentes permiten advertir cuando hay cifras anormales para realizar ajustes en la dieta, ejercicio, tratamiento médico y, a veces, investigar la coexistencia de infecciones. Todo esto ayuda a prevenir complicaciones agudas y crónicas.

Se deberá obtener, antes de que se determinen las calorías de la dieta:

1. Información detallada, familiar y personal.
2. Dieta que se esté llevando.
3. Ejercicio que realice (tipo, duración, horario).
4. Medicamentos que utilice.
5. La primera dieta prescrita se deberá ir adaptando en el seguimiento.

Hay factores que afectan el cumplimiento de la dieta prescrita: familiares, de trabajo o estudios, situación socioeconómica, culturales, alteraciones de la visión o disfunción al desplazarse; en cada caso la intervención médica apoyará hasta obtener resultados adecuados.

*La educación del paciente en forma didáctica, perso-
nal así como grupal, favorecerá la relación estrecha entre
la persona y su enfermedad, para lograr un grado de control metabólico satisfactorio.*

Los niños con DM 1 y sus padres deben integrar el *tratamiento nutricional* a sus vidas y aprender a *realizar
modificaciones* rápidas y efectivas *de este tratamiento*,
según las necesidades.

Las colaciones son muy útiles en las personas que utilizan insulina, para evitar las hipoglucemias. Se utilizan
entre las comidas principales.

Ejemplo:

Desayuno	8 a.m.	Colación 11 a.m.
Comida	14 p.m.	Colación 17 p.m.
Cena	20 p.m.	Colación 23 p.m.

Son intercambiables: 1 ración de leche, 1 ración de fruta, 1 ración de pan, tomará algo más de proteínas si utiliza
fruta o pan.

Ejemplo: si cambia su ración de leche:

★ Por 1 pera: añada 30 gramos de queso panela
   descremado.
★ Por 1 tortilla o 1 rebanada de pan; también añada
   1 clara de huevo o 30 g de queso cottage o panela descremado, 30 g de atún o 30 g de pollo sin grasa.

Ejemplos de colaciones:

☆ 6 cucharadas de cereal (no dulce)
   125 ml de yogur descremado, simple
☆ 8 fresas
   3 cucharadas de queso cottage
   3 galletas habaneras
   30 gramos de queso Oaxaca
☆ 2 tazas de palomitas, sin grasa, de poca sal
☆ Ensalada: brócoli con calabacitas y 30 g de queso cottage
☆ ½ taza de cereal de avena, más 1 cucharada de pasitas, más canela, más edulcorante artificial
☆ 200 ml de leche semidescremada
☆ 1 ración de pan (tortilla), más 1 cucharadita de grasa
☆ 1 tortilla con aguacate

La dieta adecuada en los niños y adolescentes con DM 1:

❖ Proporcionará requerimientos calóricos para mantener el peso ideal.
❖ Permitirá lograr un crecimiento y desarrollo óptimos.
❖ Debe contener 3 comidas principales.
❖ Incluirá 2 o 3 colaciones ligeras, según requiera.
❖ Debe ajustarse periódicamente según: edad, peso, ejercicio y esquema de insulina.

* *Deben respetarse horarios* para estar de acuerdo con el esquema de insulina.
* Ayudará a evitar bajas de glucosa (hipoglucemia).
* De esta forma mantendrá un control metabólico.
* Proporcionará una mejor calidad de vida.

Diabetes mellitus 2

Si usted tiene DM 2 aunque su cuerpo aún produce insulina, no es tan efectiva como debiera serlo.

Si pierde peso por efecto de la dieta y ejercicio adecuados, la mayoría de lugares especiales donde se une la insulina estarán disponibles y así podrá ser utilizada la glucosa que va en la sangre y le permitirá a usted sentirse con más energía.

Desde la primera consulta, la persona con DM empezará a obtener conocimientos sobre las propiedades de los diversos alimentos, ya que es básico para llevar la dieta adecuada a su padecimiento.

Dieta personal:

* Agradable, variada y nutritiva.
* En 3 comidas principales, con horario, con colaciones cuando se requieran.
* Con menos sal y grasas animales.
* Con más fibra.
* *En cantidad necesaria para usted, hoy.*

La mayoría de personas con DM 2 son obesas y su dieta se calcula para lograr pérdida de peso.

Para perder peso usted necesita quemar más calorías de las que come; lo que puede lograr al aumentar su actividad física, reduciendo las calorías diarias de su dieta.

La pérdida de peso gradual disminuye la resistencia a la insulina y mantiene los niveles de glucosa reducidos. Restringir calorías y aumentar la actividad física muchas veces puede ser suficiente para controlar los niveles de glucosa sanguínea.

Lo importante es que cuando alcance el peso deseado, continúe con una dieta adecuada para mantener peso y control de glucosa.

Los programas de ejercicio y control de peso son esenciales en el tratamiento de cualquier paciente con DM 2, ya que sus efectos se complementan para lograr niveles óptimos de glucosa, permitiendo obtener una excelente calidad de vida.

Realizar su plan de alimentación, si tiene sobrepeso y diabetes, es:

1. Una forma de controlar la diabetes.
2. Una estrategia para perder peso.
3. Obtener nutrición bien balanceada.
4. *Una guía de alimentación por el resto de su vida.*

Si empieza caminando 4 cuadras diarias la primera semana y realiza la dieta, puede perder 300 mg de peso aproximadamente. Cuando pierde, con dietas exageradas que privan al organismo de nutrientes esenciales, 5 kg en una semana, no es nada bueno; generalmente lo que pierde es agua y luego vendrá el rebote tan dañino. Las personas con diabetes requieren alimentación balanceada que contenga nutrientes específicos, que permitan un control adecuado.

Usted debe aprender:

★ A planear sus alimentos y a realizar intercambios de un alimento por otro.
★ Qué alimentos evitar.
★ A emplear alimentos que le son útiles.
★ A pensar que su pérdida de peso debe ser lenta y estable.
★ Que perder 300 o 500 mg de peso por semana, es la forma saludable de hacerlo.
★ Que si así lo hace, en un año perderá de 15 a 24 kilos.

Algunas personas con DM 2 necesiten recibir insulina porque la cantidad que producen no es suficiente para mantener aceptables niveles de glucosa. Las tabletas que utilizaban, después de varios años, son menos efectivas y ahora necesitan agregar insulina.

Se ha visto que perdiendo pocos kilos de peso pueden disminuir notablemente sus requerimientos de insulina, aún más, cuando pierden todo el sobrepeso, algunos no la necesitan.

Si usted utiliza insulina y está empezando su programa de reducción de calorías y aumento de actividad física, va a requerir dosis de insulina variables y debe checar la glucosa cada día y avisar a su médico.

Siempre debe recordar que la insulina tiene un pico máximo de acción en su cuerpo, en ciertas horas; debe planear sus alimentos de acuerdo con esto.

Las personas con diabetes mellitus deben profundizar sus conocimientos sobre esta enfermedad para lograr un control metabólico aceptable, lo que a largo plazo, limitará la aparición o progresión de las complicaciones crónicas y permitirá obtener una calidad de vida satisfactoria.

Más del 80% de personas con DM 2 son obesas y tienen uno o más factores de riesgo cardiovascular *controlables* como las alteraciones en los lípidos (colesterol y triglicéridos), insulina elevada (hiperinsulinemia), hipertensión arterial.

La causa principal del infarto del miocardio es la obstrucción del flujo de la sangre por las arterias, ocasionada por placas de grasas. Uno de los principales factores de riesgo para que esto suceda es la elevación del colesterol en la sangre; para reducirlo, limite: grasa en general, grasa saturada (origen animal) y colesterol. Si es obeso ajuste su alimentación y realice actividad física.

Es conveniente no añadir más sal a los alimentos y suprimir el uso de los que contienen gran cantidad como son las botanas, quesos amarillos y hasta algunos blancos; salchichas y embutidos.

Si coexiste hipertensión arterial con DM, debe restringirse la sal en la dieta, a 1-2 g/día; ya que la sal retiene líquidos y esto ocasiona elevación de la presión.

Las proteínas animales deben consumirse con moderación y cuando existe microalbuminuria, o sea nefropatía incipiente (ver explicación en páginas anteriores), le deben indicar dieta que contenga de 0.6 a 0.8 g/kg/día de proteínas y explicarle a qué equivale en alimento.

Estos cambios permitirán control de glucosa y lípidos a largo plazo.

Los conocimientos, sobre los nutrientes adecuados, ayudarán a *modificar los hábitos de conducta en la alimentación diaria*, no sólo de la persona con DM, sino *de toda la familia*.

PARA PERDER PESO

* ★ Desayune, coma y cene siempre a la hora que tenga indicada; lo mismo si requiere colaciones.
* ★ No omita ninguna de las tres comidas indicadas.
* ★ Desayunar ayuda al control adecuado de su peso.
* ★ Es más fácil bajar de peso cuando su desayuno es apropiado.

★ No desayunar implica estar en ayuno por más de 12 horas y ocasiona cambios metabólicos.

★ Es muy importante que mida y pese sus raciones.

★ Tenga a la mano en su cocina: taza y cuchara para medir y, si es posible, una báscula.

★ Si come en el restaurante, a veces, las porciones son muy grandes.

★ Sírvase todo lo que le corresponde **antes** de empezar a comer.

★ Mientras coma no haga otra cosa; evite ver televisión al mismo tiempo.

★ Coma **tranquilo** y despacio.

★ Si requiere tome más verduras del grupo I.

★ Siempre tenga **listas** en el refrigerador verduras para preparar ensaladas: lechuga, apio, tomate, etcétera.

★ Al final del día, revise lo que ha ingerido ese día y compare con lo que tiene indicado.

★ **Identifique** cinco alimentos con alto contenido de grasas que **no** comprará nunca más.

TRUCOS

Usted puede tener comportamientos que lo conducen a sobrealimentarse. Trate de definir tres situaciones que lo llevan a comer cuando no tiene hambre y tres actividades que sustituyan su sobrealimentación.

SI COME CUANDO:

- ★ Ve televisión, quite todos los alimentos cercanos.
- ★ Está triste, mejor telefonee a alguna amistad.
- ★ Está estresado, mejor respire profundo y exhale lentamente; lea un libro que lo distraiga.
- ★ Está aburrido, aproveche para dar un paseo caminando.
- ★ Guisa; que alguien guise por usted; pida ayuda médica para superar el problema.

Si usted come muy rápido, **no** le permite a su cuerpo tener tiempo suficiente para darle la señal de que está satisfecho. Esto es un problema, pues ocasiona que usted siga comiendo, cuando en realidad **ya no lo necesita**.

Analice la cadena de circunstancias que lo llevan a comer lo indebido, ya que **no** tiene nada que ver con la comida. **Rompa** esta cadena; utilice una alternativa. Ejemplo: día difícil → estrés → panadería → comer lo indebido. Evite la panadería o mejor aún **mejore** ese día difícil. Aprenda a hacerlo y tendrá éxito rotundo.

CALIDAD DE VIDA

Al tratar de obtener el control adecuado de la glucosa, se debe mantener una aceptable calidad de vida en los pacientes.

La calidad de vida incluye el estándar de vida, las oportunidades para la educación, experiencias de dolor y relaciones familiares, comunitarias y sociales.

La DM afecta las emociones, la forma de vida, la situación financiera de los individuos; ¿cómo experimenta todas estas situaciones el paciente?, y, ¿cómo experimenta todo esto la familia del paciente?, ya que tiene repercusiones en su vida de trabajo y con el resto de la sociedad.

La diabetes en los niños influye en la relación padres-hijos. Los padres son los responsables del tratamiento diario, incluyendo inyecciones y dieta; esto los hace ser más estrictos que todos los demás padres; además, viven ansiosos por el desarrollo y crecimiento de sus hijos. Sin embargo, existen padres renuentes a otorgar mayor supervisión a sus niños. Muchos padres tienden a ser sobreprotectores de sus hijos, limitando su independencia y libertad. Esto puede alterar las relaciones entre ellos y ocasionar conflictos; ya que los niños o jóvenes quieren ser responsables de su propio tratamiento y sus padres se los impiden.

Necesitar monitoreo continuo de la glucosa sanguínea, así como también de inyecciones, puede alterar la espontánea naturalidad de los muchachos. Utilizar tabaco y alcohol ocasiona muchísimo más daño a estos jóvenes que en los demás de su misma edad.

Los diabéticos mayores de edad requieren más educación para checar su glucosa con la frecuencia que les permita obtener estabilidad. Los ancianos no siempre han recibido la educación apropiada para monitorear su control; hay estudios que encuentran en este grupo de edad que el 46% no conoce los signos de glucosa alta y baja.

La disfunción familiar se correlaciona francamente con el descontrol de la diabetes. Se requiere gran cohesión familiar para lograr el control aceptable de cada paciente. Múltiples investigaciones han demostrado que mejorando el apoyo familiar (cohesión y organización), se logra mayor adherencia al tratamiento.

La familia es muy importante para apoyar la aplicación del tratamiento médico: animando al paciente a realizar los cuidados que requiere, facilitándole el tipo de alimentación y el acceso al ejercicio que tenga indicados.

Estrés y depresión

La relajación es el proceso de darle tiempo libre a la mente. Básicamente consiste en vaciar todos los pensamientos de preocupación y distracción. La técnica básica de relajación contempla sentarse o recostarse cómodamente y aflojar cualquier prenda ajustada. A continuación, debe concentrarse en cada respiración: inhalar por la nariz y exhalar por la boca, **lentamente**.

Además de reducir el estrés cotidiano, parece increíble cuánto puede *ayudar la relajación a descender el nivel de glucosa en la sangre*, así como la presión sanguínea y, simultáneamente, mejorar el estado de salud general.

Programe actividades relajantes durante el día. En realidad este consejo resulta útil para todos. Leer un libro o revista; aprovechar la hora de la comida (en el trabajo o en la escuela) para distraerse por la calle mirando el cielo, las plantas, aparadores, tiendas... arreglar el jardín, ver televisión o simplemente sentarse a platicar con los seres queridos, son actitudes que pueden ofrecer tranquilidad a todas las personas.

¡Ría y sonría!

La risa es un excelente medio para reducir el estrés; llena de oxígeno nuestros pulmones y nos mantiene saludables. Así que encuentre situaciones y personas agradables cada día.

Evite el estrés

- ✦ Planee bien sus actividades.
- ✦ Tómese el tiempo necesario para realizar sus proyectos.
- ✦ Contemple su diario quehacer **con calma**.
- ✦ Disfrute sus capacidades.
- ✦ Realice sus obligaciones con gusto, ¡es capaz de hacerlo!

- ✦ ¿Se ha fijado en la expresión de su cara?
- ✦ El estrés persistente lo lleva a la depresión muchas veces.
- ✦ **Huya del estrés y de la depresión**.
- ✦ Supere situaciones; cambie el tema.
- ✦ La cara es el reflejo de su interior.
- ✦ **Sonría y vuelva a sonreír**.

La obesidad es el resultado del balance entre lo que se come y lo que se gasta con la actividad física.

EL EJERCICIO

- ★ Lo hará sentirse bien, si está bien realizado.
- ★ Es parte importante en el tratamiento de la DM.
- ★ Puede ayudarlo a quemar el exceso de calorías.
- ★ Es necesario para sus músculos, éstos existen para ser movilizados.
- ★ Beneficia inmensamente a jóvenes y ancianos.
- ★ Para realizarlo, debe tomarse el tiempo necesario en su estilo de vida.
- ★ No es un castigo porque tenga sobrepeso.
- ★ Es un tiempo que usted dedica a su persona.
- ★ Lo libera del estrés.
- ★ Disminuye la ansiedad.
- ★ Lo ayuda a relajar sus músculos tensos.

★ Debe ser parte de su vida.

★ Es una forma simple de sentirse bien.

★ Aumenta la sensibilidad del cuerpo a la insulina.

★ Disminuye la glucosa durante el ejercicio y después de hacerlo.

★ Disminuye la grasa de su cuerpo, colesterol de LDL, sus triglicéridos, el exceso de insulina.

★ Aumenta HDL (colesterol noble).

Debe iniciarse el ejercicio, según el estado de cada persona:

★ Si ha estado mucho tiempo en reposo movilizará, una a una, cada parte de su cuerpo hasta lograr caminar tranquilo.

★ Puede empezar caminando lentamente 5 o 10 minutos.

★ Si usted es una persona activa, empezará caminando 20 minutos.

★ Quemará grasa, hasta que camine o realice actividad física constante por más de 30 minutos.

★ Para evitar complicaciones del corazón y lesiones en los músculos, el ejercicio siempre irá precedido de cinco minutos de calentamiento (flexión y extensión de brazos y piernas) y al final seguirá el enfriamiento (cinco minutos), o sea ejercicio menos intenso.

ESCOJA LA HORA QUE LE SEA FAVORABLE
PARA HACER EJERCICIO

Si usted tiene DM:

★ Utilice ropa no apretada y calzado seguro y cómodo.
★ Debe estar bien hidratado.
★ Todos los días revise sus pies.
★ Nunca lo realice en ayunas.
★ Conviene a media mañana y a media tarde.
★ Debe hacerlo 2 horas después de las comidas.
★ Caminar es el ejercicio más fácil.
★ Camine en un centro comercial cuando no pueda hacerlo al aire libre.

EL EJERCICIO ES MÁS FÁCIL SI LA ACTIVIDAD QUE REALIZA LE AGRADA:

✦ Debe ser divertido; más aún si no nota que lo está realizando: tenis, natación, golf, danza, monte bicicleta.
✦ Estamos formados para caminar.
✦ Caminar es una forma excelente de empezar un programa de ejercicio.
✦ Si no ha sido activo puede pedalear y hacer también movimientos con los brazos, mientras ve televisión.
✦ **Utilicemos** nuestras capacidades.

- ✦ Puede disfrutar de la compañía de otras personas mientras camina.
- ✦ Quizá a usted le convenga caminar:
  - – mientras espera la salida de sus hijos,
  - – de su casa al trabajo o a la escuela.

Su actividad física puede realizarla
dentro o fuera de su casa; escoja el lugar
apropiado para que no se interrumpa

- ✦ Hay personas que caminan en su casa, ininterrumpidamente.
- ✦ Algunos suben y bajan escaleras.
- ✦ Otro bailan.
- ✦ Hacen ejercicios con videos.
- ✦ Montan bicicleta fija.
- ✦ Camine en un parque o a la orilla del mar.
- ✦ Disfrute de todo lo que le rodea, mientras realiza el ejercicio.
- ✦ Si le gusta variar, planee diferentes formas de ejercicio para cada día de la semana.
- ✦ Prepárese para adaptar su ejercicio a los cambios de estaciones. Ejemplo: natación en verano, bicicleta fija o caminata en su casa en invierno.
- ✦ Identifique lo que le agrada y lo que le molesta.
- ✦ Si requiere compañía, encuentre compañeros de ejercicio.

Los músculos utilizan la glucosa como fuente de energía para lograr movimiento; **después de 30 minutos de ejercicio constante**, estos mismos músculos utilizarán como energético principal los ácidos grasos que provienen del tejido graso.

IDEAS PARA QUE SU EJERCICIO SEA SEGURO

★ Antes de iniciar su programa de ejercicios solicite autorización médica.

★ Cheque la glucosa antes y después del ejercicio, más aún si empieza un nuevo tipo de actividad.

★ Con asesoría médica usted ajustará el medicamento y la ingesta de alimentos para prevenir una baja de azúcar.

★ No realice ejercicio en ayunas, para evitar hipoglucemias.

★ Siempre cargue caramelos, azúcar, para utilizarlos sólo si su glucosa bajara más de lo planeado.

★ Si tuviera síntomas de hipoglucemia, como cansancio, sudoración fría, temblor, que lata rápido el corazón, dificultad para pensar, dolor de cabeza, *suspenda* el ejercicio y *tome azúcar enseguida*; solicite asesoría médica.

★ Siempre conviene verificar la glucosa cuando hay molestias durante el ejercicio.

★ Si tiene DM y complicación en ojos o en riñones, solicite autorización médica especializada.

Aunque pase desapercibido, cuando usted realiza las siguientes actividades *está quemando calorías*:

Actividad	Calorías por minuto
Estar de pie tranquilo	2
Sentarse leyendo	
o viendo televisión	1
Limpiar la casa	3-6
Cortar césped	6-11
Jardinería	5-9
Subir escaleras	5-10
Caminar a paso normal	4-7
Correr	8-15
Bicicleta	6-10
Baile de salón	3-5
Jugar pelota	10-15
Nadar	6-12
Tenis	5-10
Boliche, voleibol	3-5
Golf (jalando el carrito)	5-8

Diabetes mellitus 1 (dependiente de insulina):

★ Si hace ejercicio en la siguiente hora de haberse aplicado la insulina, tiene riesgo de disminución de azúcar.

★ Utilice colaciones antes de iniciar el ejercicio (una ración de pan).

★ Si el ejercicio va a ser intenso coma medio o un sandwich con aceite de oliva o aguacate.

★ No realice ejercicio sin autorización médica si la glucosa está por arriba de 240 mg/dl.

★ Asegúrese, antes, durante y después del ejercicio, de estar bien hidratado; tome agua, jugo de tomate natural con sal.

★ No realice ejercicio si tiene cetonas en orina.

★ El sitio de la inyección debe estar de acuerdo con el ejercicio; ejemplo, si utiliza más brazos y piernas aplique la insulina en el abdómen.

★ Si tuviera dolor en el pecho o dificultad para respirar, interrumpa enseguida el ejercicio y solicite asesoría médica.

★ Si está descontrolado, los cambios que produce el *ejercicio* ocasionarán *efectos adversos*.

Diabetes mellitus 2:

✦ Inicie lentamente su programa de ejercicio y vaya incrementándolo poco a poco, semana a semana.

✦ Tome antes suficiente agua para mantener una adecuada hidratación.

✦ No incluya colación, sólo utilizará dieta cuando el ejercicio sea muy intenso.

✦ Comiendo menos calorías y aumentando su actividad física, puede bajar su glucosa sanguínea.

✦ Mídase la glucosa. Con asesoría médica haga ajustes.

✦ La reducción de peso es más duradera si combina dieta con ejercicio.

✦ Con el ejercicio se producen cambios en el metabolismo.

✦ El trabajo sedentario debe ser compensado con actividad física en los ratos de ocio.

✦ Relaje los músculos que se endurecen y tensan durante el trabajo.

✦ Levántese a cada rato cuando trabaje sentado.

✦ Flexione y extienda los brazos y piernas por breves periodos.

Usted lo puede hacer realmente; empiece el camino para lograrlo.

Así que encuentre:

1. Y marque la hora de su ejercicio;
2. tres actividades que va a disfrutar al realizarlas;
3. dos personas con las que realizará sus ejercicios;
4. tres cambios que hará en la rutina básica de su vida diaria y que le ayudarán a quemar calorías.

Unos días son mejores que otros para realizar el ejercicio; *si su ejercicio tiene prioridad en su vida*, pronto será una parte natural de cada día; algo así como comer y dormir.

TERCERA PARTE:
RECETAS

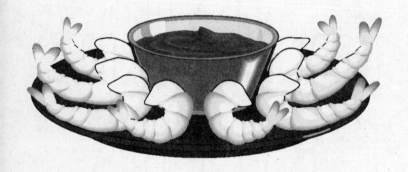

MENÚS

LUNES

Hortalizas frías
Crema de frijoles
Un cucharón de arroz
1 manzana

MARTES

Combinado de verduras
Pollo en barbacoa
Pepino, 1 tortilla, 1 pera

MIÉRCOLES

Espagueti a la vinagreta
Ensalada mixta
50 g de queso panela
2 ciruelas

JUEVES

Cocido de alubias
Cuete frío
Lechuga con apio
½ bolillo. Una naranja

VIERNES

Tacos de verduras
Pescado del sureste
Frijoles. 2 guayabas

SÁBADO

Ensalada de habas
Carne con coditos
15 uvas

Nota: Cualquier día puede agregar consomé de pollo, desgrasado, la cantidad que guste; verduras del Grupo 1, limonada endulzada con Canderel o con Splenda.

DOMINGO

Ensalada frutal
Rollos de pollo
Arroz
Frijol

LUNES

Espagueti al plato
Ensalada cruda
Frijoles
1 durazno

MARTES

Ensalada suave
Lentejas al plato
Arroz
1 pera

MIÉRCOLES

Crema mexicana
Pollo al plato
Suprema de verdura
Una tortilla.
½ tacita de melón

JUEVES

Crema Xóchitl
Pechugas al sartén
Frijoles
Una tortilla
1 pera

VIERNES

Tallarines finos
Ensalada campera
½ tacita de sandía

SÁBADO

Arroz guisado
Estofado de aguayón
Ensalada ligera
Frijoles
1 manguito

DOMINGO

Arroz con puerros
Hamburguesas de pollo
Ensalada primavera

LUNES

Ensalada surtida
Chortelima de pollo
Frijoles. 1 tortilla
1 fruta

MARTES

Ensalada con apio
Puré de garbanzos
Un bistec asado
½ bolillo
1 fruta

MIÉRCOLES

Espagueti al magro
Pescado verde
Pepino
1 fruta

JUEVES

Sopa de espinacas
Ensalada de lentejas
½ bolillo. 1 fruta

VIERNES

Hortalizas frías
Potaje de garbanzos
Arroz blanco.
1 fruta

SÁBADO

Sopa de pollo
Cacerola de verduras
1 tortilla. Frijoles
1 fruta

DOMINGO

Ensalada de atún
Coliflor ligera
½ bolillo
1 fruta

LUNES

Calabacitas al yogur
Pechugas a la mandarina
Frijoles. 1 tortilla
1 fruta

MARTES

Guarnición mixta
Pollo hawaiano
Frijoles. 1 tortilla
1 fruta

MIÉRCOLES

Ensalada de col
Kafta guisada
1 tortilla. Frijoles
1 fruta

JUEVES

Ejotes con pollo
Arroz. Consomé
1 fruta

VIERNES

Macún de pescado
Ensalada española
Frijoles
1 fruta
½ bolillo

SÁBADO

Habas en ensalada
Molde de tallarines
1 fruta

DOMINGO

Arroz libanés
Ensalada fresca
1 fruta

Salsa Chimichurri

Ingredientes:

½ manojo de perejil
2 dientes grandes de ajo
3 chiles guajillos, desvenados
2 hojas de laurel
1 cucharada de orégano seco
1 cucharada de tomillo
3 cucharadas de aceite de oliva
3 cucharadas de vinagre de manzana
3 cucharadas de agua
Sal y pimienta

Preparación:

Licuar los ingredientes; dejarlos reposar 24 horas en el refrigerador. Sirve para acompañar filetes de carne, pescado o pollo asados.

Aliño de ensalada

Ingredientes:

1 taza de yogur, sin sabor y bajo en grasa
1 cucharada de cebollín, picadito
1 cucharada de jugo de limón
Sal y pimienta

Preparación:

Mezcle bien y conserve frío.

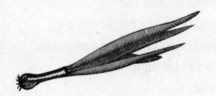

Aderezo para pescado

Ingredientes:

1 cucharada de jugo de limón
1 cucharada de vinagre de manzana
3 cucharadas de aceite de oliva
1 cucharadita de sal de ajo
1 pizca de azúcar
½ cucharadita de pimentón
Sal y pimienta

Preparación:

Mezcle muy bien y sirva.

Aderezo para pescado

Ingredientes:

1 cucharada de vinagre de manzana
3 cucharadas de aceite de oliva
½ cucharadita de mostaza
½ cucharadita de salsa inglesa
3 cucharadas de apio, finamente picado
Sal y pimienta

Preparación:

Mezcle mostaza con salsa inglesa. Bata sin parar el aceite con el vinagre; agregue el resto de los ingredientes.

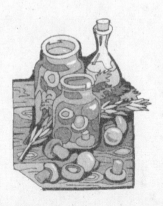

ADEREZO PARA PESCADO

Ingredientes:

1 taza de aceite de oliva, crudo
½ cucharadita de mostaza
1 cucharada de vinagre de manzana o de yema
1 clara de huevo
1 cucharada de cebolla, rallada
1 pizca de pimentón
Sal y pimienta

Preparación:

Bata la clara de huevo con mostaza, vinagre, sal, pimienta y agregue poco a poco el aceite; cuando espese, suavemente incorpore la cebolla y el pimentón.

CREMA BATIDA

Ingredientes:

1 sobre pequeño de gelatina sin sabor (grenetina)
¼ taza de agua caliente
½ taza de leche descremada, en polvo
2 cucharadas de mantequilla
½ taza de agua helada

Preparación:

Desbarate la grenetina en agua caliente y déjela enfriar. Bata agua helada con leche, hasta que se formen picos y siga batiendo; agregue: grenetina, mantequilla y si gusta Canderel; meta la mezcla al congelador por 15 minutos, antes de servir mueva ligeramente.

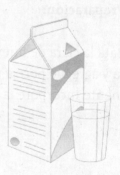

CREMA AGRIA

Ingredientes:

1 taza de queso cottage, bajo en grasa
2 cucharadas de leche descremada
1 cucharada de jugo de limón

Preparación:

Licue los ingredientes, hasta
que adquieran una consisten-
cia cremosa.

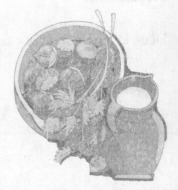

Queso crema

Ingredientes:

1 taza de queso cottage, bajo en grasa y escurrido
2 cucharadas de mantequilla

Preparación:

Licue los ingredientes y conserve en el refrigerador.

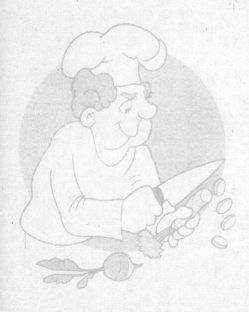

Ensalada cruda

Ingredientes:

½ lechuga romanita, limpia y finamente rebanada
120 gramos de zanahorias, raspadas y en rodajas muy finas
120 gramos de calabacitas, también en ruedas muy delgadas
1 rama de apio, sin hojas, ni hebras, en trozos delgados
5 rabanitos, limpios y rallados
6 pepinillos en vinagre, picaditos
3 cucharadas de perejil, picadito
2 cucharaditas de mostaza
2 cucharadas de jugo de limón
2 cucharadas de aceite de oliva
Sal

Preparación:

Desbarate la mostaza con limón y sal; añada pepinillos, rábanos, perejil, aceite; condimente las verduras crudas con esta mezcla. Sirva fría.

ENSALADA FRESCA

Ingredientes:

4 jitomates pelados, sin semilla y en rebanadas
½ taza de perejil, picadito
¼ de taza de hojas de yerbabuena fresca (menta), picadas
4 cebollines, sin la parte externa, picaditos (incluyendo la parte verde)
1 lechuga romanita, deshojada y limpia
2 cucharadas de aceite de oliva
2 cucharadas de jugo de limón
Sal y pimienta

Preparación:

Revuelva todos los ingredientes y sirva fría.

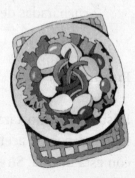

ENSALADA DE COL

Ingredientes:

½ col morada, pequeña
½ col blanca, pequeña
2 zanahorias
2 cebollines, picaditos
El jugo de dos limones
2 cucharadas de aceite de oliva
Sal

Preparación:

Ralle o rebane las coles y las zanahorias finamente. Revuelva todos los ingredientes y déjelos reposar en el refrigerador, por 3 horas, antes de servir.

COLIFLOR LIGERA

Ingredientes:

1 coliflor, en ramitos y cocida
2 jitomates, sin piel, ni semillas, en gajos
2 cebollines enteros, picaditos
1 diente de ajo
2 cucharadas de aceite de oliva, crudo
2 cucharadas de jugo de limón
1 cucharada de vinagre de yema
Sal

Preparación:

Mezcle todos los ingredientes y sirva frío.

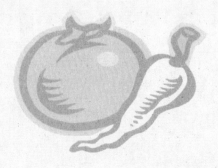

ENSALADA SUAVE

Ingredientes:

½ taza de col, tierna, rebanada y limpia
100 gramos de queso panela descremado, en rebanadas delgadas
½ lechuga romana, limpia y rebanada
1 manzana verde, en rodajas finas
4 cucharadas de jugo de naranja
Limón
Aceite
Sal y pimienta

Preparación:

Se bate aceite, limón, sal, pimienta y se mezcla con el resto de los ingredientes; se sirve
fría.

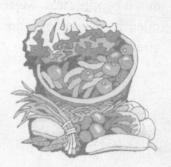

APIO CON QUESO

Ingredientes:

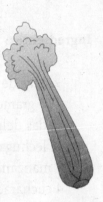

8 tallos de apio blanco
6 cucharadas de rábanos, picaditos
120 gramos de queso cottage
4 cucharadas de queso parmesano
Sal y pimienta

Preparación:

Elimine las hebras del apio, enjuáguelo, córtelo en trozos de 10 centímetros. Mezcle los quesos, agregue sal y pimienta. Rellene los tallos de apio, espolvoree el rábano y sirva como botana.

ENSALADA CON APIO

Ingredientes:

1 lechuga romana, en trozos
6 rábanos en tiritas
4 cebollines, rebanados
1 jitomate sin piel, ni semillas, en cuadritos
1 pimiento verde, raspado y en tiritas
3 tallos de apio, picaditos
2 cucharadas de vinagre de manzana
2 cucharadas de aceite de oliva
Sal

Preparación:

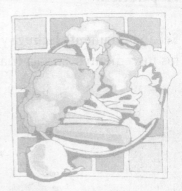

Conserve frías las verduras
y al servir mezcle todos los
ingredientes.

ENSALADA LIGERA

Ingredientes:

1 lechuga romanita, limpia
½ col blanca, pequeña y tierna
El jugo de un limón
2 cucharadas de cebolla, picadita
2 chiles jalapeños crudos y rebanados
1 jitomate pelado, rebanado y sin semillas
2 cucharadas de aceite de oliva
Sal

Preparación:

Rebane finamente lechuga y col; revuelva con el resto de los ingredientes. Sírvala fría.

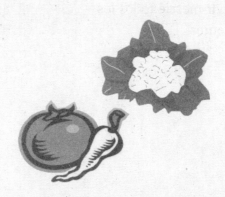

Ensalada española

Ingredientes:

1 lechuga francesa (de la larga), lavada y seca
1 manzana, sin el centro, rebanada
1 manojo de berros, limpios y escurridos
2 cucharadas de yogur, sin sabor
1 cucharadita de mostaza
1 cucharada de vinagre
El jugo de un limón
½ taza de queso cottage
Sal y pimienta

Preparación:

Coloque lechuga, berros y manzana en la ensaladera y refrigere por media hora; mezcle bien el resto de los ingredientes; revuelva todo y sirva frío.

Ensalada mixta

Ingredientes:

1 col pequeña, tierna y rebanada finamente
3 tallos de apio, sin las hebras, en trozos delgados
1 betabel pequeño, raspado, cocido y en rajitas
12 aceitunas negras
1 romanita, deshojada y limpia
10 rábanos, raspados, limpios y rebanados
2 cucharadas de cebolla, picadita
2 cucharadas de aceite de oliva, crudo
2 cucharadas de jugo de limón

Preparación:

Se mezclan bien todos los ingredientes y se sirve frío.

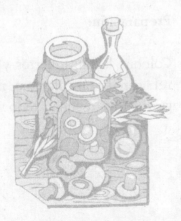

Ensalada de espinacas

Ingredientes:

Las hojas de tres manojos de espinacas, en trozos
4 claras de huevo cocido y picadas
1 taza de hongos, rebanados
3 cucharadas de queso parmesano
½ taza de queso cottage
1 cucharada de vinagre de manzana
Sal y pimienta

Preparación:

Revuelva espinacas, claras, champiñones y parmesano;
licue el resto de los ingredientes y revuelva todo. Sirva
frío.

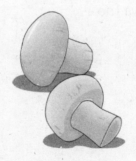

Ensalada primavera

Ingredientes:

1 lechuga romanita, deshojada y limpia
3 naranjas en gajos, sin piel, ni semillas
150 gramos de nueces, picadas
4 cucharadas de pasitas
½ taza de queso cottage
2 cucharadas de leche descremada
½ cucharada de jugo de limón

Preparación:

Licue queso, leche y jugo de limón; revuélvalo con pasas y nueces y viértalo sobre la lechuga y las naranjas. Sirva frío.

ENSALADA PARISINA

Ingredientes:

1 taza de yogur natural, bajo en grasa
1 col pequeña, tierna y rallada
El jugo de una naranja
1 zanahoria, raspada y rallada
½ taza de apio, picadito
Pasitas
Sal y pimienta

Preparación:

Mezcle col, zanahoria, apio, sal, pimienta y jugo de naranja; deje reposar por 3 horas en el refrigerador. Añada yogur a la mezcla y un puño de pasitas.

Ensalada con germinado

Ingredientes:

1 taza de germinado
1 taza de chícharos frescos, cocidos
1 lechuga romanita, en trozos
4 rábanos, en tiritas
1 zanahoria, raspada y rallada
2 cucharadas de vinagre de manzana
1 cucharada de aceite de oliva
Sal y pimienta

Preparación:

Mezcle todas las verduras, refrigere y al servir agregue el resto de los ingredientes.

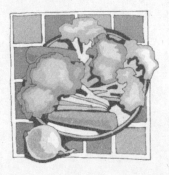

ENSALADA DE HOJAS

Ingredientes:

2 manojos de berros, limpios y desinfectados
Las hojas de un manojo de espinacas, limpias
2 zanahorias, tiernas y raspadas en rajitas
1 taza de yogur, sin sabor
1 cucharada de jugo de limón
Sal

Preparación:

Mezcle todos los ingredientes; sirva en seguida.

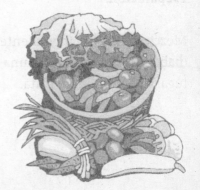

ENSALADA FRUTAL

Ingredientes:

1 col pequeña, tierna y rebanada finamente
1 taza de piña fresca, en cuadritos
2 manzanas ácidas, peladas y en cuadritos
1 taza de yogur, sin sabor
Sal

Preparación:

Mezcle todos los ingredientes; sirva frío. Las personas diabéticas sólo tomarán una taza de esta ensalada, en lugar de la ración de fruta.

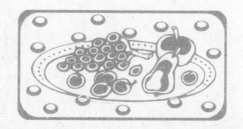

Ensalada de habas

Ingredientes:

1 kilo de habas verdes, sin las dos cáscaras
1 lechuga romanita pequeña, deshojada y limpia
2 jitomates pelados, sin piel, ni semillas, en gajos
4 cucharadas de cebolla, picadita
1 taza de champiñones, cocidos y rebanados
2 cucharadas de aceite de oliva
1 cucharada de jugo de limón
Sal

Preparación:

Mezcle todos los ingredientes. Sirva fría.

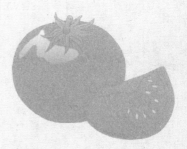

Ensalada surtida

Ingredientes:

½ col, pequeña, tierna y rebanadita
2 zanahorias, raspadas y ralladas
½ taza de yogur, sin sabor
1 taza de queso panela, descremado, en rajitas
2 naranjas dulces, en gajos, sin semillas, ni cáscara
Sal

Preparación:

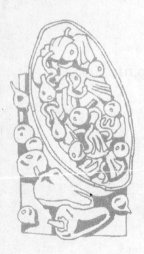

En medio litro de agua hirviendo, introduzca la col, apague, 2 minutos después escúrrala; mézclela con el resto de los ingredientes y sirva fría.

Hortalizas frías

Ingredientes:

1 manojo de rabanitos tiernos, raspados y limpios
2 escarolas, deshojadas y limpias
2 zanahorias tiernas, raspadas y en rajitas
3 cebollines, picaditos
3 cucharadas de perejil
1 cucharada de jugo de limón
2 cucharadas de aceite de oliva, crudo
Sal

Preparación:

Mezcle bien todos los ingredientes y sírvalo frío.

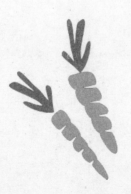

Ensalada campera

Ingredientes:

200 gramos de papa, cocida, pelada y en cuadritos
2 jitomates pelados, sin semilla, en rajas
200 gramos de atún, cocido
2 pepinos pelados, en rajas y sin el centro
2 tazas de lechuga, en trozos
3 cucharadas de cebolla, picadita
2 cucharadas de aceite de oliva
Vinagre al gusto
Sal y pimienta

Preparación:

Se revuelve todo y se sirve frío.

ENSALADA DE SARDINA

Ingredientes:

3 jitomates, pelados, sin semillas, en trocitos
4 cucharadas de perejil, picadito
½ cucharadita de orégano seco
3 cucharadas de aceite de oliva, crudo
1 cucharada de cebolla
El jugo de un limón
6 sardinas enlatadas
1 paquete de pasta (coditos)
1 lechuga, deshojada y limpia
1 aguacate, en rodajas
Sal y pimienta

Preparación:

Los coditos se cuecen en agua hirviendo con sal, un trozo de cebolla y unas gotas de aceite de maíz, durante 10 minutos; se escurren y se retira la cebolla. A las sardinas se les retira piel y espinas y se desbaratan con un tenedor; los jitomates con perejil, sal, orégano y aceite se dejan macerar en el refrigerador, por 2 horas, y se revuelven con los coditos, las sardinas, el limón y la cebolla; se adornan con aguacate.

Ensalada de atún

Ingredientes:

2 papas cocidas, peladas y en cuadritos
200 gramos de atún
200 gramos de ejotes, cocidos y en trozos
2 jitomates pelados, sin semilla, en rajas
2 cebollines, picaditos
2 cucharadas de aceite de oliva
2 pimientos rojos, asados, pelados y en rajas
Vinagre al gusto
Sal y pimienta

Preparación:

Revolver todo y se sirve fría.

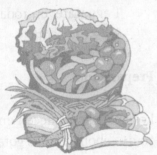

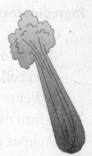

CALDO DE POLLO BÁSICO

Ingredientes:

10 patitas de pollo
½ cebolla
1 rama de apio
1 puerro
2 dientes de ajo
Sal y pimienta

Preparación:

Se limpian muy bien las patitas y se ponen a hervir en 2 litros de agua con todos los demás ingredientes, tapadas, a fuego bajo, dos horas hasta que se desbaraten. Entonces se cuela el caldo, se desgrasa y sirve para realizar todas las sopas que lo requieran.

CREMA MEXICANA

Ingredientes:

10 manojos de flor de calabaza, sin el tallo, ni la base
½ cebolla picadita
1 diente de ajo picadito
1 litro de caldo de pollo, desgrasado
2 chiles poblanos, asados, pelados y en rajitas
2 cucharadas de Maicena
1 tacita de elote desgranado y cocido
Sal y pimienta

Preparación:

En una cacerola, con media cucharada de aceite de maíz, tueste cebolla, ajo y Maicena; revuelva y vaya agregando una taza de caldo sin dejar de mover. Licue la mitad de la flor con elote y un poco de caldo, agregue esto a lo que está en el fuego, cuando suelte el hervor añada el resto de la flor picada, las rajas de poblano y apague a los 3 minutos. Al servir, agregue una cucharada de yogur simple en cada plato.

Crema Xóchitl

Ingredientes:

1 kilo de calabacitas
1 litro de caldo de pollo, desgrasado
100 gramos de queso panela descremado, cortado en rajitas
5 cucharadas de cilantro, picadito
2 claras de huevo, cocidas y picadas
Sal y pimienta

Preparación:

Se parten las calabacitas por la mitad y se ponen a hervir en el caldo de pollo hasta que se cuezan; se licuan con el mismo caldo y se dejan hervir, a fuego moderado, por 5 minutos. Sirva caliente y en cada plato distribuya cilantro, claras y queso.

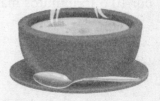

CHORTELIMA DE POLLO

Ingredientes:

½ taza de arroz, crudo
1 litro de caldo de pollo, desgrasado
1 pechuga, sin piel y molida
½ taza de perejil, picadito
4 cucharadas de cebolla, picadita
1 jitomate, licuado y colado
Sal y pimienta

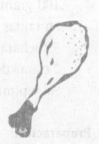

Preparación:

Añada a la pechuga: sal, pimienta, la mitad de la cebolla y del perejil; forme bolitas pequeñas y dórelas en una sartén antiadherente, con media cucharada de aceite de maíz. En una cacerola, con media cucharada de aceite de maíz, tueste el resto de la cebolla y añada jitomate; a los 5 minutos, añada caldo y arroz y a los 10 minutos, agregue las bolitas de pollo y el resto del perejil; deje hervir por 10 o 15 minutos más, a fuego moderado y apague.

Sopa de espinacas

Ingredientes:

2 manojos de espinacas
1 litro de caldo de pollo, desgrasado
2 tazas de germinado de alfalfa
2 cucharadas de cebolla picada
Sal y pimienta

Preparación:

En una cacerola, con media cucharada de aceite de maíz, se dora la cebolla, se le agrega el germinado y las espinacas revolviendo muy bien por 5 minutos y en seguida se agrega el 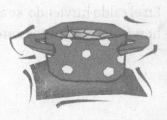 caldo de pollo hirviendo; se baja el fuego, se deja cocer por 2 minutos y se apaga. Se sirve enseguida.

SOPA DE POLLO

Ingredientes:

1 taza de champiñones, rebanados
2 pechugas de pollo, sin piel, cocidas y en tiritas
4 rebanadas delgadas de jamón, cocido y picado
2 litros de caldo de pollo, desgrasado
Sal y pimienta

Preparación:

En el caldo hirviendo, se agregan los ingredientes; se deja hervir por 5 minutos antes de servir.

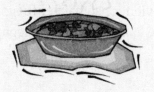

COMBINADO DE VERDURAS

Ingredientes:

2 papas, peladas y en trocitos
½ kilo de habas, sin las dos cáscaras
½ kilo de chícharos, desgranados
½ kilo de ejotes verdes
1 diente de ajo, picadito
8 cebollines limpios, con los rabos, partidos en tres
Sal y pimienta

Preparación:

Los ejotes se despuntan, se elimina la hebra de los costados y se parten en tres pedazos. En una cacerola, con
media cucharada de aceite de maíz, se tuesta ajo; se aña-
den las verduras, se voltean 10 minutos, agregue agua
hirviendo hasta cubrirlas; se dejan hervir por 15 minutos más.

BUDÍN DE BERENJENAS

Ingredientes:

600 gramos de berenjenas
2 papas, medianas y cocidas
1 cebolla, picadita
1 huevo y 2 claras
Pan rallado
Sal y pimienta

Preparación:

Las berenjenas se prueban cuidando que no estén amargas, se pelan y cortan en dados, se salpican con sal y se dejan reposar media hora para que pierdan el agua. Se pelan las papas y se reducen a puré. En una sartén antiadherente, con media cucharada de aceite de maíz, dore cebolla y agregue las berenjenas escurridas; deje a fuego medio por 5 minutos. Mezcle: berenjenas, puré de papa, huevos batidos, sal y pimienta. Espolvoree con pan molido un molde engrasado y vacíe ahí la mezcla; coloque en horno precalentado a 180°C, por 15 minutos. Se puede servir con salsa de tomate espesa.

GUARNICIÓN MIXTA

Ingredientes:

½ kilo de calabacitas, lavadas y en ruedas
2 pimientos verdes, en rajitas
2 dientes de ajo, picaditos
½ taza de pan rallado
Sal y pimienta

Preparación:

En una sartén antiadherente, con media cucharada de aceite de maíz, a fuego bajo, se dora ajo y se agregan calabacitas y pimientos; voltee con cuidado y agregue sal, pimienta y pan; 20 minutos después, apague. Sirve para acompañar carne o pollo.

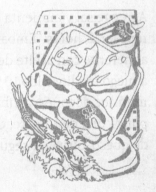

BOCADOS DE BERENJENA

Ingredientes:

3 berenjenas, lavadas y rebanadas (un centímetro)
4 jitomates, pelados, sin semilla, en rodajas
250 gramos de queso panela, descremado, rebanado
2 chiles poblanos, asados y desvenados, en rajas
Sal y pimienta

Preparación:

Agregue sal y pimienta en las rodajas de berenjena y deje reposar 2 horas. Embarre la sartén o una parrilla antiadherente con aceite de maíz y ahí coloque la berenjena, a fuego medio; a los 10 minutos, voltee las rebanadas y 5 minutos después, arriba de cada rebanada de berenjena, ponga una de tomate, dos rajas de poblano y una rodaja de queso. Sirva en seguida.

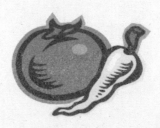

SUPREMA DE VERDURA

Ingredientes:

2 papas, peladas y en trozos
2 puerros (poros)
300 gramos de ejotes
1 taza de jamón, cocido y picadito
2 nabos, pelados y en trozos
1 manojo de acelgas
2 dientes de ajo
2 cucharadas de aceite de oliva, crudo
Sal y pimienta

Preparación:

A los puerros se les quita la parte externa y se cortan en 5 partes. Las acelgas se cortan en trozos grandes, incluyendo los tallos. Los ejotes se despuntan, se les quita las hebras de los costados y se parten por la mitad.

Introduzca en agua hirviendo: papas, nabos, puerros y ejotes con sal; ponga las acelgas a fuego bajo, sin agua, por 10 minutos y escúrralas. En una sartén antiadherente, con media cucharada de aceite de maíz, a fuego bajo, tueste ajo y añada acelgas y jamón; a los 5 minutos, agregue el resto de las verduras; revolviéndolas muy bien, deje otros 5 minutos y apague. Al servir añada el aceite de oliva.

Delicia de espinacas

Ingredientes:

Las hojas de dos manojos de espinacas, limpias
4 cucharadas de perejil, picado
150 gramos de jamón, en un trozo
2 cucharadas de harina
1 cucharada de cebolla, picadita
1 taza de caldo básico, desgrasado
Sal y pimienta

Preparación:

Cueza las espinacas, a fuego bajo, por 10 minutos, exprímalas, píquelas, revuélvalas con perejil, sal y pimienta, vacíelas a una cacerola y manténgalas a fuego bajo. En una sartén antiadherente, con media cucharada de aceite de maíz, dore cebolla y harina; agregue caldo sin dejar de mover hasta formar una crema, añada jamón picadito, agregue sal y pimienta y apague. Coloque en cada plato espinacas y una porción de crema encima.

BERENJENAS AL PLATO

Ingredientes:

3 berenjenas, que pesen poco, sin el rabo, que no
estén amargas
1 cebolla, picadita
1 diente de ajo, picado
½ kilo de jitomate, sin la piel, ni semillas, en trozos
2 cucharadas de perejil, picado
2 cucharadas de aceite de oliva, crudo
Sal y pimienta

Preparación:

En una cacerola, con media cucharada de aceite de maíz,
dore cebolla y agregue tomate, ajo, perejil y deje hervir a
fuego bajo por 20 minutos.

En agua hirviendo, introduzca las berenjenas por 3
minutos, sáquelas y córtelas por la mitad a lo largo; retire las semillas si son grandes, póngales encima la salsa,
déjelas cocinar a fuego bajo en una cacerola con media
cucharada de aceite de maíz, por 45 minutos o puede
hornearlas por 20 minutos en el horno precalentado. Al
servir, rocíeles aceite de oliva.

Cacerola de verduras

Ingredientes:

3 pimientos: 1 verde, 1 amarillo, 1 rojo
4 ramas de apio
2 berenjenas
2 cucharadas de cebollín, picadito
Un vaso de yogur natural, descremado
Albahaca fresca
Aceite de oliva
Sal y pimienta

Preparación:

Se lavan los pimientos y se asan en la parrilla, ligeramente engrasada, durante 15 minutos; se pelan y se cortan en tiras finas. Se lava la berenjena, se corta en gajos, se agrega sal, se coloca en una coladera; cuando haya soltado el agua, se pone en una sartén antiadherente, con media cucharada de aceite de maíz; a los 10 minutos, se agrega apio cortado en rodajas; 10 minutos después, se agregan los pimientos, se apaga y se rocía el aceite de oliva. Bata: yogur, sal, cebollín y albahaca picada y con esta salsa acompañe las verduras.

CALABACITAS AL YOGUR

Ingredientes:

½ kilo de calabacitas, en rebanadas
1 cebolla, rebanada
1 diente de ajo, picadito
1 taza de yogur, simple y descremado
3 cucharadas de cebollín, picado
2 cucharadas de cilantro, picadito
Sal y pimienta

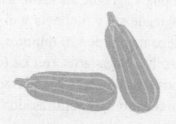

Preparación:

En una cacerola, con media cucharada de aceite de maíz, agregue las calabacitas; al cabo de 15 minutos añada cebolla, ajo, cilantro, sal y pimienta y apague a los 10 minutos. Mezcle yogur con cebollín, añádalo a las calabacitas y sirva caliente.

Tacos de verduras

Ingredientes:

200 gramos de coles de Bruselas, partidas por la mitad
½ col pequeña, finamente rebanada
2 papas, peladas y en trocitos
200 gramos de chícharos, desgranados
2 zanahorias, peladas y en tiras delgadas
1 cebollita, picada
1 vaso de caldo de pollo básico
¼ de queso panela, descremado, en rajitas
½ kilo de tortillas de maíz
2 cucharadas de aceite de oliva, crudo
Sal y pimienta

Preparación:

En una sartén antiadherente, con media cucharada de aceite de maíz, dore cebolla y agregue las verduras; revuelva por 10 minutos y agregue sal y pimienta y el caldo hirviendo; cocine a fuego medio por 20 minutos, apague y agregue el aceite de oliva. Haga tacos, con las tortillas calientes, agregando dos rajas de queso en cada taco. Se puede acompañar de salsa de tomate verde asado.

Tortilla de acelgas

Ingredientes:

4 claras y 2 huevos enteros
1 manojo de acelgas
2 cucharadas de cebolla, picadita
Sal

Preparación:

Las acelgas se meten en agua hir-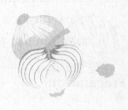
viendo con sal; ya cocidas, se escu-
rren muy bien y se pican menudito;
se revuelven con cebolla y se ponen
en una sartén antiadherente por 10
minutos, dándoles vueltas.

Los huevos y las claras se baten con sal y en una sartén antiadherente se hace la tortilla; antes de doblar, se
pone en el centro acelga.

Potaje de garbanzos

Ingredientes:

400 gramos de garbanzos
600 gramos de espinacas
4 huevos cocidos
3 jitomates, picados
1 cebolla pequeña, picadita
3 ajos, picados
Sal, pimienta y azafrán

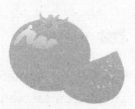

Preparación:

Se remojan los garbanzos, al día siguiente se quita la cáscara, se cambia el agua y se cuece a lumbre baja. Las espinacas lavadas se cuecen a vapor por 7 minutos. En una cacerola se ponen jitomates, cebolla y ajos, se agrega el jugo que soltaron las espinacas y se deja hervir hasta que espese. Se agregan garbanzos y espinacas y se revuelve con un poco de caldo de los garbanzos, a manera que el potaje tenga algo de líquido. Se agregan: azafrán, sal y pimienta y los trocitos de huevo cocido. Se apaga y se sirve caliente.

Alubias guisadas

Ingredientes:

½ kilo de alubias
½ kilo de pulpa de cerdo, limpia y en pedacitos
150 gramos de jamón crudo, en trocitos
1 cucharada de cebolla, picadita
2 jitomates, molidos y colados
1 diente de ajo, molido
1 hueso de jamón
Sal y pimienta

Preparación:

Las alubias se remojan desde la víspera y al día siguiente se ponen a hervir con ajo y el hueso de jamón, a lumbre algo alta, agregando agua tibia las veces que sea necesario. En una cacerola, con media cucharada de aceite de maíz, se dora la carne con sal y pimienta, se saca y ahí se ponen también cebolla y jamón y a los 5 minutos se apaga; se vierten sobre las alubias, carne, jamón, jitomate, sal y pimienta y se deja hervir a fuego algo fuerte hasta que estén la carne y las alubias bien cocidas; deben quedar bastante espesas.

Puré de garbanzos

Ingredientes:

½ kilo de garbanzos
3 dientes de ajo, crudos
½ taza de hojas de perejil, limpias y picaditas
El jugo de 3 limones
3 cucharadas de aceite de oliva
2 cucharaditas de pimentón, en polvo
Sal y pimienta

Preparación:

Se ponen a remojar los garbanzos desde la víspera y al día siguiente se ponen a cocer sin la cáscara, tapados, a fuego bajo, agregándoles agua caliente cuando se requiera. Una vez cocidos, se licuan agregándoles jugo de limón, ajo, sal, pimienta y un poco del agua donde se cocieron. Se sirve frío, adornando con perejil, pimentón y se rocía con aceite de oliva. Sirve para acompañar carne asada.

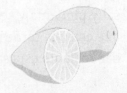

COCIDO DE ALUBIAS

Ingredientes:

½ kilo de alubias chicas
1 diente de ajo
1 hoja de laurel
3 jitomates pelados, sin semilla y picados
1 cebolla morada, pequeña y picadita
2 dientes de ajo
1 taza de perejil, picadito
1 cucharada de vinagre de vino
Sal y pimienta

Preparación:

Las alubias se remojan desde la víspera y al día siguiente se cambia el agua y se ponen a hervir con un diente de ajo y laurel; cuando están cocidas, se agrega sal, pimienta, cebolla y jitomate; se deja hervir por 8 minutos. Se hace una salsa de perejil, moliendo perejil con ajo y vinagre. Al servir, se agrega aceite de oliva en cada plato y una porción de la salsa de perejil.

Ensalada de lentejas

Ingredientes:

200 gramos de lentejas
100 gramos de jamón cocido, en cuadritos
50 gramos de queso panela, descremado, en rajitas
1 pimiento rojo y 1 verde, asados, desvenados y en rajitas
1 jitomate pelado, sin semilla y en rajitas
3 cebollines, picaditos
3 cucharadas de aceite de oliva, crudo
Vinagre al gusto
Sal y pimienta

Preparación:

Limpiar las lentejas, lavarlas y ponerlas a fuego bajo, tapadas, hasta que se cuezan; déjelas enfriar. Revolver todos los ingredientes y servir frío.

Lentejas al plato

Ingredientes:

1 huevo cocido, pelado y picado
1 jitomate pelado, sin semilla y picadito
400 gramos de lentejas
2 cebollines, picados
2 puerros (poros)
2 dientes de ajo
3 cucharadas de aceite de oliva, crudo
1 pimiento verde, picadito
Sal y pimienta

Preparación:

Ponga las lentejas a remojar desde
la víspera. Cuézalas con ajo y puerros partidos por la mitad; retire,
una vez cocidas las lentejas, ajos y
puerros. Revuelva todos los ingredientes y sirva.

HABAS EN ENSALADA

Ingredientes:

200 gramos de habas verdes, sin las dos cáscaras
½ taza de cebolla, picadita
1 cucharadita de mostaza
1 cucharada de jugo de limón
½ lechuga romanita, deshojada
1 manojo de berros
3 cucharadas de aceite de oliva
Sal y pimienta

Preparación:

En agua hirviendo se introducen las habas ya peladas, sin sus dos cáscaras y se dejan hervir 10 minutos; se escurren. Lave los berros y desinféctelos. Mezcle: cebolla, mostaza, sal, pimienta, limón, aceite de oliva y bata hasta obtener una salsa y con esto condimente la ensalada en el momento de servir. Sírvase fría.

CREMA DE FRIJOLES

Ingredientes:

½ kilo de frijoles negros
½ cebolla, en trozo
½ cebolla, picadita
300 gramos de masa de maíz
6 hojas de acuyo
3 cucharadas de aceite de maíz
250 gramos de queso panela, descremado, en trocitos
Sal

Preparación:

Una vez enjuagados y remojados los frijoles desde la víspera, póngalos a hervir con suficiente agua, a fuego medio, tapados, con el trozo de cebolla; vaya agregando agua caliente, poco a poco, hasta que estén muy cocidos. Retire la cebolla y lícuelas. En una cacerola, con una cucharada de aceite de maíz, tueste la cebolla picada y encima cuele los frijoles molidos y cuando empiecen a hervir, agregue bolitas previamente preparadas con masa, sal, 2 cucharadas de aceite, un poco de agua y en el centro de cada bolita se deja un trocito de acuyo. Se apaga cuando están cocidas las bolitas. Se sirve agregando trocitos de queso en cada plato.

Espagueti al magro

Ingredientes:

¼ de kilo de espagueti
1 manojo chico de perejil, picado
2 ramitas de albahaca, picadas
2 dientes de ajo, picaditos
4 cucharadas de aceite de oliva
½ taza de queso parmesano
Sal y pimienta

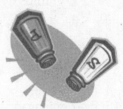

Preparación:

En agua hirviendo, se cuece la pasta con dos trozos de cebolla, hasta que partiendo un pedazo, ya no se vea el punto blanco del centro. En este momento se escurren, pues si se deja pasar más tiempo se hacen más suaves; se muele perejil y albahaca con ajo, sal y pimienta, se les agrega aceite, poco a poco. El espagueti se pone en una cacerola antiadherente, se cuida que no se pegue y cuando está bien caliente se le revuelve la salsita y el queso parmesano. Se sirve muy caliente.

MOLDE DE TALLARINES

Ingredientes:

150 gramos de tallarines, cocidos y escurridos
1 kilo de espinacas, lavadas
1 taza de queso cottage
1 taza de queso panela, descremado
1 huevo y 2 claras, ligeramente batidas
1 taza de leche descremada
1 pizca de canela, en polvo
Sal y pimienta

Preparación:

Los tallarines se cuecen en agua hirviendo con sal, unas gotas de aceite de maíz y un trozo de cebolla, durante 10 minutos. Cuando esté cocido, enjuague, escurra y quite la cebolla. Ponga las espinacas en una cacerola, tapadas, a fuego medio, por 5 minutos. Déjelas enfriar y presiónelas para escurrir el líquido; píquelas finamente. Licue el resto de los ingredientes, excepto los tallarines. Coloque en un refractario, previamente embarrado con media cucharada de aceite de maíz, todos los ingredientes y hornee por 1 hora a 200ºC. Al servir, acompañe cada rebanada con una cucharada de yogur sin sabor o de queso cottage, licuado con limón y cebolla.

Espagueti a la vinagreta

Ingredientes:

1 paquete de espagueti
2 huevos y 2 claras, cocidas y picadas
½ taza de perejil, picadito
3 cucharadas de cebollín, picadito
3 cucharadas de aceite de oliva
1 pimiento rojo, asado, desvenado y picadito
Vinagre al gusto
Sal y pimienta

Preparación:

El espagueti se cuece en agua hirviendo con sal, unas gotas de aceite de maíz y un ozo de cebolla, durante 10 minutos. Cuando está cocid se enjuaga, se escurre y se quita la cebolla. Se revuelve con el resto de los ingredientes y se sirve frío.

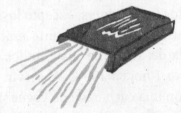

ESPAGUETI AL PLATO

Ingredientes:

1 paquete de espagueti
300 gramos de carne molida de res, sin grasa (puede ser punta de palomilla)
6 cucharadas de queso parmesano
½ taza de cebolla, picada
1 pimiento verde, chico, picado
1 jitomate, picadito y sin semillas
1 taza de champiñones, frescos, rebanados
2 zanahorias, raspadas y ralladas
1 cucharada de vinagre
½ cucharadita de orégano
½ taza de chícharos, cocidos
Sal y pimienta

Preparación:

El espagueti se cuece en agua hirviendo con sal, un pedazo de cebolla y unas gotas de aceite de maíz; cuando ya está cocido, se enjuaga, se escurre y se quita la cebolla. En una sartén antiadherente, con media cucharada de aceite de maíz, agregue cebolla y pimiento y a los 5 minutos desbarate la carne encima y revuelva; a los 10 minutos, agregue jitomate y a los 5 minutos, el resto de las verduras; 5 minutos después, agregue sal, pimienta, orégano, chícharos y vinagre; cocine 2 o 3 minutos más y apague. Sirva la salsa sobre la pasta y espolvoree parmesano encima.

Espagueti con champiñones

Ingredientes:

1 paquete de espagueti
3 cucharadas de cebolla, picadita
½ taza de perejil, picadito
1 taza de champiñones, rebanados
3 cucharadas de aceite de oliva, crudo
4 cucharadas de queso parmesano
2 dientes de ajo, picaditos
Sal y pimienta

Preparación:

El espagueti se cuece en agua hirviendo, con sal, un pedazo de cebolla y unas gotas de aceite de maíz; cuando ya está cocido, se enjuaga, se escurre y se le quita la cebolla. En una sartén antiadherente, a fuego bajo, tueste cebolla y ajo y añada champiñones y perejil; deje por 5 minutos. En un refractario coloque una capa de espagueti, sal, pimienta; agregue la mezcla de champiñones, cubriendo con el resto del espagueti, sal, pimienta y espolvoree el queso. Hornee a 180°C, por 15 minutos. Añada el aceite cuando lo sirva.

ESPECIAL DE ESPAGUETI

Ingredientes:

400 gramos de espagueti
2 dientes de ajo
2 hojas de laurel
4 jitomates maduros, pelados, sin semilla, en gajos
1 pimiento, limpio y en rebanadas
2 cucharadas de orégano
3 cucharadas de queso parmesano
Sal y pimienta

Preparación:

Se cuece la pasta por 10 minutos en agua hirviendo, con sal, un trozo de cebolla y unas gotas de aceite; cuando esté lista, escúrrala y retire la cebolla. En una sartén antiadherente, con media cucharada de aceite de maíz, se doran los dientes de ajo; se agregan jitomate, laurel, orégano, se añade sal y pimienta y se cuece a fuego bajo por 20 minutos, añadiendo un poquito de agua de vez en cuando; se añade el pimiento y se deja hervir unos 10 minutos más; así caliente, se revuelve rápido con la pasta y se añade el queso; se sirve de inmediato.

Tallarines con espinacas

Ingredientes:

1 paquete de tallarines
½ kilo de espinacas
2 cucharadas de mantequilla
1 cucharada de cebolla, picadita
1 ajo picadito
Sal y pimienta

Preparación:

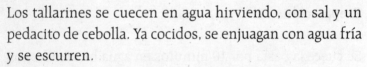

Los tallarines se cuecen en agua hirviendo, con sal y un pedacito de cebolla. Ya cocidos, se enjuagan con agua fría y se escurren.

Las espinacas se limpian, se enjuagan muy bien, se cuecen a vapor a lumbre bajita por 10 minutos. Si ya están cocidas se escurren, se oprimen para que se les escurra el líquido y se pican muy finas. En una sartén antiadherente, se dora ajo y cebolla y se agregan las espinacas. En un refractario se pone una capa de tallarines, otra de espinacas y así hasta terminar con tallarines; esto se cubre con sal, pimienta y queso parmesano, se mete al horno a 300°C, nada más a que se dore ligeramente y al sacarlo del horno se le ponen trocitos de mantequilla.

TALLARINES FINOS

Ingredientes:

½ kilo de tallarines
3 chiles poblanos, asados, desvenados y molidos
1 pedazo de cebolla
4 elotes, tiernos y desgranados
2 cucharadas de mantequilla
1 lata de leche evaporada, descremada
Sal y pimienta

Preparación:

Los tallarines se cuecen en agua hirviendo, con sal y un pedacito de cebolla. Ya cocidos se enjuagan con agua fría y se escurren. En una sartén antiadherente se ponen los granos de elote unos 10 minutos; tapados, a lumbre mediana.

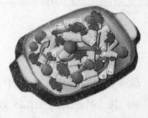

En un molde refractario se pone: una capa de tallarines, pimienta, granos de elote, chile molido con la leche, se pone otra capa de tallarines y se cubre con la salsa; se hornea a 350°C, hasta que se dore un poco y al sacarlo se ponen trocitos de mantequilla por encima.

Pasta con atún

Ingredientes:

1 paquete de pasta (coditos)
1 lata de atún
½ cebolla, picadita
1 taza de chícharos, cocidos
1 pimiento rojo, asado, pelado y picadito
1 taza de queso cottage
1 cucharada de jugo de limón
1 pizca de orégano seco
2 cucharadas de aceite de oliva, crudo
Sal y pimienta

Preparación:

Los coditos se cuecen en agua hirviendo con sal, un trozo de cebolla y unas gotas de aceite de maíz, durante 10 minutos; se escurren y se retira la cebolla; agregue aceite y refrigere. Deshaga el atún con un tenedor y añada cebolla, chícharos, pimiento, coditos y, si gusta, unas gotas de salsa inglesa. Licue queso, limón, orégano y revuelva a la mezcla de los coditos. Sírvase frío.

Arroz oriental

Ingredientes:

2 tazas de arroz
2 tazas de pollo, cocido al vapor y en cuadritos
2 tazas de soya, germinada
1 taza de champiñones, en conserva
½ taza de cebolla, picadita
½ taza de apio, picadito
4 huevos
4 tazas de caldo de pollo, desgrasado
5 cucharadas de salsa de soya
Sal y pimienta

Preparación:

Se pone a remojar el arroz durante 15 minutos; se enjuaga, se escurre y se pone a dorar en una sartén antiadherente, con una cucharada sopera de aceite de maíz, se separa, se pone apio con cebolla y se unen al arroz en una cacerola.

Se baten los huevos y se ponen en la sartén, se agitan rápido para que no se sequen ni se doren y se vacían en seguida al arroz; revuelva. Se añade en la cacerola pollo, caldo hirviendo, champiñones, soya lavada y fresca, sal y pimienta. Se tapa y se deja hervir a fuego medio hasta que el arroz esté cocido y seco; si fuera necesario añádale un poco de caldo caliente.

Cuando ya esté cocido, se le agrega la salsa de soya.

ARROZ CON PUERROS

Ingredientes:

2 puerros
3 jitomates, pelados y sin semilla
1 taza de arroz
2 tazas de caldo de pollo, desgrasado
50 gramos de almendras, peladas y tostadas
1 cucharada de mantequilla
Sal y pimienta

Preparación:

Se quitan las hojas exteriores y la parte verde de los puerros y se cortan en trocitos de tres centímetros. En una cacerola, con una cucharada de aceite de maíz, se ponen los puerros a fuego suave, por tres minutos; se agrega el arroz y se tuesta unos minutos al cabo de los cuales se agregan los jitomates picados, en trozos grandes, se mueve por 5 minutos más y entonces se agrega caldo de pollo hirviendo, sal, pimienta, y se tapa y se deja cocer a fuego lento, cuando casi está cocido el arroz, se agregan almendras tostadas y mantequilla. Se tapa para que se termine de cocer.

Arroz libanés

Ingredientes:

1 pollo en piezas, sin piel y limpio
1½ taza de arroz
1 cebolla, partida en dos trozos
3 tazas de caldo de pollo, desgrasado
100 gramos de almendras, sin la cáscara, en mitades
100 gramos de piñones, pelados
2 cucharadas de mantequilla
1 pizca de clavo
1 cucharadita de canela, en polvo
Sal y pimienta

Preparación:

En una cacerola tueste el arroz con un trozo de cebolla, agregue caldo de pollo, canela, clavo, sal y pimienta; tape y déjelo cocer a fuego muy bajo; cuando apague el fuego, agregue la mantequilla. En una cacerola, con una cucharada de aceite de maíz, y un trozo de cebolla, a fuego bajo, cueza las piezas de pollo. En una sartén antiadherente, con media cucharada de aceite de maíz, agregue las almendras y dórelas, retire y agregue los piñones hasta que se doren. En cada plato coloque una capa de arroz, porciones de pollo sin hueso y porciones de almendras y piñones. Se acompaña de ensalada de hojas.

Arroz guisado

Ingredientes:

1 taza de arroz
1 taza de pimientos rojos, picaditos
¼ de cebolla, picadita
1 taza de jamón, cocido y picadito
½ cucharadita de azafrán
2 tazas de caldo de pollo, desgrasado
Queso parmesano, rallado

Preparación:

El arroz se pone a remojar en agua caliente, por 15 minutos; se lava y se escurre; se dora en una cacerola. Se le agregan cebolla y pimiento y poco después jamón y azafrán, se le dan unas vueltas y se agrega el caldo hirviendo. Una vez que suelta el hervor, se baja la lumbre, se agrega sal y se tapa hasta que se cueza y al momento de servir se le espolvorea el queso.

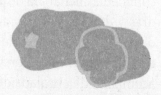

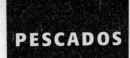

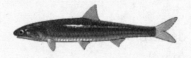

LISA AL CARIBE

Ingredientes:

6 lisas (pescado) abiertas para asar, limpias
10 rabanitos, limpios y picados
El jugo de 3 naranjas, agrias
4 jitomates pelados, sin semilla y picados
1 taza de cilantro, picado
1 cucharadita de chile habanero, picado
2 cucharadas de aceite de oliva, crudo
Sal y pimienta

Preparación:

Se pone sal y pimienta a las lisas y se asan en una sartén antiadherente, con media cucharada de aceite de maíz. Se revuelve el resto de los ingredientes y se sirve para acompañar la lisa caliente.

Cazón al plato

Ingredientes:

4 ruedas de cazón
1 puerro (poro)
1 zanahoria, pelada y en trozos
1 rama de apio, sin las hebras, en trozos
El jugo de media toronja
Sal y pimienta

Preparación:

Al puerro se le quita la capa externa y las hojas verdes y se corta en trocitos. En una sartén antiadherente, con media cucharada de aceite de maíz, se agregan las verduras, a fuego suave; a los 10 minutos se agrega el jugo de toronja y medio vaso de agua; agregue sal y pimienta y deje hervir 20 minutos; licue y mantenga a fuego suave. En la sartén antiadherente se cocinan, una a una, las rebanadas del pescado. Al servir, se añade salsa al gusto.

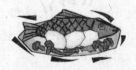

Ensalada de atún

Ingredientes:

2 papas cocidas, peladas y en cuadritos
200 gramos de atún
200 gramos de ejotes, cocidos y en trozos
2 jitomates pelados, sin semilla, en rajas
2 cebollines, picaditos
2 cucharadas de aceite de oliva
2 pimientos rojos, asados, pelados y en rajas
Vinagre al gusto
Sal y pimienta

Preparación:

Revolver todo y se sirve fría.

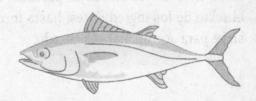

Vinagreta con pescado

Ingredientes:

½ kilo de pescado, rebanado y limpio
1 cucharada de perejil, picadito
1 cucharada de pimiento rojo y otra de pimiento verde, picaditos
1 cebollín, picadito
1 huevo cocido, rallado
2 cucharadas de vinagre de manzana
4 cucharadas de aceite de oliva
Sal y pimienta

Preparación:

En una sartén antiadherente, con media cucharada de aceite de maíz, dore las rebanadas de pescado, una a una. Mezcle el resto de los ingredientes, hasta formar una salsa que sirve para acompañar el pescado.

HAMBURGUESAS DE PESCADO

Ingredientes:

½ kilo de lomo de pescado, molido (puede ser licuado)
½ cebolla
Las hojas de un manojo de cilantro
3 cucharadas de harina de arroz
La cáscara de media naranja
Sal y pimienta

Preparación:

Licue cebolla, cilantro, cáscara de naranja y harina de arroz y revuélvalo con el pescado molido, agregue sal y pimienta; forme las hamburguesas y cocínelas en una sartén antiadherente, con media cucharada de aceite de maíz, a fuego medio, de dos en dos. Se pueden comer frías o calientes.

DELICIA DE PESCADO

Ingredientes:

½ kilo de filetes de pescado
2 ajos, picaditos
2 cebollines, picaditos
1 pepino tierno, sin el centro y picadito
1 cucharada de jugo de limón
Taza y media de yogur, sin sabor
Sal y pimienta

Preparación:

A los filetes se les agrega ajo, sal, pimienta y se dejan reposar por 2 horas en el refrigerador. Se mezcla el resto de los ingredientes y se conservan fríos. En una sartén antiadherente, con media cucharada de aceite de maíz, se van cocinando, uno a uno, los filetes y se sirven acompañados de la salsa.

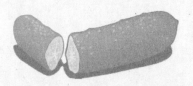

PESCADO VERDE

Ingredientes:

1 kilo de lomo de pescado, limpio
3 dientes de ajo
5 rebanadas de chile jalapeño
3 cucharadas de aceite de oliva
1 taza de hojas de perejil
Sal y pimienta

Preparación:

Licue con un poquito de agua: sal, pimienta, perejil, ajos, chiles y cubra el pescado con esta pasta; deje reposar 1 hora en el refrigerador y hornee a 200ºC, por 40 minutos. Al servir añada el aceite.

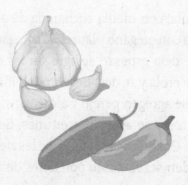

CAMARONES A LA CRIOLLA

Ingredientes:

1 kilo de camarones, medianos, crudos y pelados
½ kilo de jitomate, molido y colado
1 cebolla grande, en rebanadas muy delgadas
3 cucharadas de perejil, picadito
2 pimientos rojos, asados, pelados, limpios y en rajas
5 alcaparras
15 aceitunas, deshuesadas
2 cucharadas de aceite de oliva
1 rama de orégano
1 hoja de laurel
Sal y pimienta

Preparación:

En una cacerola, con media cucharada de aceite de maíz, se dora cebolla con orégano y laurel, se agregan jitomate, sal, pimienta y se deja espesar; se agregan los camarones, se tapa mal la cacerola y se deja hervir por 5 minutos, al cabo de los cuales se agregan perejil y alcaparras. Se deja hervir otros 5 minutos y se agregan aceitunas. Se verifica si ya están cocidos. Cuando se les apaga, se les riega el aceite de oliva. Se pueden servir sobre porciones de arroz blanco.

Camarones a la mexicana

Ingredientes:

½ kilo de camarones, pelados, en crudo
2 chiles pasilla, desvenados
2 chiles mulatos, desvenados
1 chile ancho chico, desvenado
3 jitomates, molidos
1 diente de ajo
1 pedazo de cebolla
Sal

Preparación:

Los chiles se tuestan y luego se meten en agua hirviendo y se apagan a los 10 minutos. Se licuan con cebolla, ajo, sal, pimienta y se ponen a hervir en una cacerola, con media cucharada de aceite de maíz, por 15 minutos y se agrega jitomate molido y colado; se deja espesar un poco y se agregan los camarones pelados en crudo, junto con casi un vaso de agua. Se revuelve todo y se deja hervir a fuego suave, destapado, hasta que se cuezan los camarones y la salsa se consuma.

MACÚN DE PESCADO

Ingredientes:

1 kilo de rebanadas de pescado fresco
1 cebolla
1 pimiento rojo
1 cabeza de ajo, asada
½ taza de perejil, picadito
2 cucharadas de aceite de oliva, crudo
2 jitomates, pelados, sin la semilla y rebanados
1 cebolla, en rebanadas
La mitad de un paquete de achiote
2 chiles poblanos, asados, desvenados y en tiras
Sal y pimienta

Preparación:

Se desbarata el achiote en un poco de agua y se agrega sal, pimienta y con esto se adoban las rebanadas de pescado, acomodándolas en un refractario, colocándoles encima el resto de los ingredientes; excepto el aceite. Se hornea por 30 minutos o también se puede cocer en la hornilla. Al servirse, añada aceite de oliva.

SIERRAS RELLENAS

Ingredientes:

6 sierras de ración, limpias
1 taza de champiñones, cocidos y rebanados
3 jitomates pelados, sin semilla y rebanados
1 taza de perejil, picado
4 cucharadas de cebolla, picadita
50 gramos de pan molido
1 huevo crudo
3 cucharadas de aceite de oliva, crudo
Sal y pimienta

Preparación:

El pescado, ya limpio, se seca con papel absorbente y se agrega sal y pimienta, por dentro y por fuera. En una sartén antiadherente, con media cucharada de aceite de maíz, agregue cebolla y champiñones, revuelva; 10 minutos después, agregue perejil y pan; a los 15 minutos retire del fuego y añada el huevo batido, sal y pimienta hasta lograr una mezcla. Se rellenan todas las sierras con la mezcla y se cierran las aberturas con palillos. Se colocan en un refractario, rodeándolas de las rebanadas de jitomate y se hornean por 20 minutos, en horno precalentado a 200°C. Cuando se sirven, se agrega el aceite de oliva.

Pescado del sureste

Ingredientes:

1 kilo de lomo de pescado, limpio
1 cebolla rebanada
3 chiles jalapeños, en rajas delgadas
El jugo de 3 limones
2 cucharadas de aceite de oliva, crudo
Sal y pimienta

Preparación:

Ponga sal y pimienta en el pescado y colóquelo en un refractario con el resto de los ingredientes, excepto el aceite; deje reposar en el refrigerador por 3 horas. Puede cocerlo en la hornilla u hornearlo a 180°C, por 15 minutos. Cuando sirva, agregue el aceite.

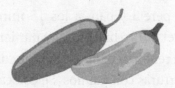

CARNES

CUETE FRÍO

Ingredientes:

1 kilo de cuete, sin grasa
½ cebolla, en trocitos
4 rebanadas de jamón
3 dientes de ajo, en trocitos
8 granos de pimienta
6 clavos
5 ciruelas pasas
100 gramos de chile serrano, fresco
2 naranjas agrias
1 hoja de laurel
Orégano seco
2 cebollas rebanadas
4 cucharadas de aceite de oliva, crudo
2 cucharadas de vinagre
Sal y pimienta

Preparación:

En la parte superior del cuete abra con el cuchillo espacios profundos en los que pueda introducir jamón, trocitos de cebolla y ciruela pasa en diferentes lugares. En los costados del cuete abra espacios pequeños; introduzca clavos, pimienta y ajo en diversos sitios. En una sartén antiadherente, con media cucharada de aceite de maíz, dore el cuete y en seguida póngalo a cocer con agua, un trozo de cebolla y hierbas de olor. En una cacerola, con media cucharada de aceite de maíz, a fuego medio, ponga orégano, laurel y ajo y cuando dore añada serranos y cebolla, agregue sal y pimienta; 5 minutos después, añada el jugo de las naranjas, vinagre con media taza de caldo donde se coció el cuete, baje el fuego, deje hervir y a los 5 minutos apague. Rebane el cuete y riéguele por encima el escabeche, añada el aceite de oliva y sirva frío.

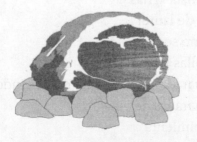

CUETE VERANIEGO

Ingredientes:

1 kilo de cuete, sin grasa
½ cebolla, en trocitos
4 dientes de ajo, en trocitos
8 granos de pimienta
6 clavos
5 cebollines, rebanados
3 jitomates pelados, sin semilla y rebanados
2 aguacates, rebanados
4 cucharadas de vinagre de manzana
4 cucharadas de aceite de oliva
Sal y pimienta

Preparación:

Haga espacios con el cuchillo en diferentes partes del cuete, introduzca sal, pimienta, ajo y trocitos de cebolla. Dórelo en una sartén antiadherente, con media cucharada de aceite de maíz. Cuézalo con agua, un trozo de cebolla y hierbas de olor. Rebánelo y coloque encima el resto de los ingredientes con media taza de caldo, donde se coció el cuete; refrigérelo por 2 horas y cuando lo sirva, acompáñelo con lechuga fría.

Lomo enchilado

Ingredientes:

1 kilo de lomo de cerdo, sin grasa
2 chiles anchos
50 gramos de chile guajillo (grandes)
1 chile pasilla
30 gramos de chile de árbol
1 jitomate
½ cebolla
1 diente de ajo
50 gramos de ciruelas pasas, deshuesadas
100 gramos de almendras, peladas
Sal y pimienta

Preparación:

Ase chiles, cebolla, ajo, jitomate; en agua caliente remoje los chiles; licue todo lo que asó con el agua en la que remojó los chiles y hiérvalo, a fuego bajo por 15 minutos. Agreguele sal y pimienta al lomo y hágale pequeñas incisiones e introdúzcale ciruela pasa y almendras; agréguele la salsa y hornee de 2 a 3 horas, a 180ºC. Bañe constantemente el lomo con la salsa.

CERDO JARDINERO

Ingredientes:

1 kilo de lomo de cerdo magro, sin grasa
2 pimientos rojos, 2 verdes, 2 amarillos, en rebanadas gruesas
4 dientes de ajo, picaditos
½ taza de vinagre de manzana
1 cucharadita de orégano
Sal y pimienta

Preparación:

En una cacerola, con una cucharada de aceite de maíz, tueste ajo y añada lomo, verduras y vinagre, volteando constantemente por 15 minutos; añada sal y pimienta y hornee todo junto por 2 horas o más, a 180°C, girando la carne de vez en cuando.

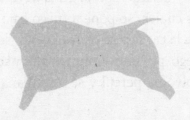

Carne con coditos

Ingredientes:

1 kilo de lomo redondo, sin grasa, en trocitos
300 gramos de pasta de coditos, cocidos
2 zanahorias, peladas y en rodajas
1 cebolla, en rodajas
2 dientes de ajo, en trozos grandes
Orégano y tomillo secos
2 clavos
1 trozo de cáscara de naranja, seca
½ cucharada de aceite de maíz
4 cucharadas de perejil, picadito
4 granos de pimienta
Sal

Preparación:

Poner la carne con todos los ingredientes, excepto la pasta y el perejil, y dejarla reposar en la nevera por 4 horas; al cabo de las cuales, se pone a fuego bajo durante una hora; se retira la carne y se licua el resto; se junta todo y se pone al fuego, por unos minutos más y se sirve caliente; se le espolvorea perejil y se acompaña con la pasta calientita.

CUETE ENCHIPOTLADO

Ingredientes:

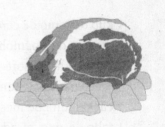

1 kilo de cuete, sin grasa
½ cebolla, en trocitos
4 dientes de ajo
8 granos de pimienta
6 clavos
1 kilo de jitomate guajillo
5 chipotles, secos y desvenados
1 diente de ajo
1 pedacito de cebolla
Sal y pimienta

Preparación:

Haga espacios con el cuchillo en diferentes partes del cuete, introduzca sal, pimienta, ajo y trocitos de cebolla. Dórelo en una sartén antiadherente, con media cucharada de aceite de maíz. Cuézalo con agua, un trozo de cebolla y hierbas de olor. Licue jitomate, cebolla, ajo, chipotles y media taza del caldo donde se coció el cuete y cuélelo en una cacerola, untada con media cucharada de aceite de maíz; deje hervir y cuando espese, introduzca el cuete rebanado; tape la cacerola cuando hierva 10 minutos más, apague.

Asado de lomo

Ingredientes:

1 kilo de lomo de cerdo, magro, sin grasa
2 dientes de ajo, molidos
1 cucharadita de orégano
½ cucharadita de tomillo
1 cucharadita de mostaza
1 tallo de apio, picado
2 zanahorias, peladas y en rodajas
1 cebolla, picada
1 pimiento rojo, picado
3 cucharadas soperas de harina
Sal y pimienta

Preparación:

Haga varios cortes pequeños en el trozo de la carne y rellénelos con sal, pimienta, tomillo, orégano, mostaza y ajo mezclados previamente; unte el resto por fuera y deje reposar por dos horas. Cubra el lomo con apio, zanahoria, cebolla, pimiento y hornéelo a 180ºC, por 2 horas y media, rociándolo con un poquito de agua en varias ocasiones; 15 minutos antes de terminar la cocción, suba el fuego a 200ºC, para que se dore. Retire el lomo y licue todo lo que queda en la charola con harina y un poco de agua y hiérvalo por 6 minutos. Rebane el lomo y cúbralo con la salsa caliente, después de haberla colado.

LOMO EN ACHIOTE

Ingredientes:

1 kilo de lomo de cerdo, sin grasa
½ barra de achiote
Jugo de 3 naranjas, agrias
1 rollo de hojas de plátano
1 pizca de tomillo
1 hoja de laurel
¼ de taza de vinagre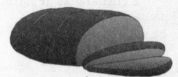
3 hojas de aguacate
3 dientes de ajo
Sal y pimienta

Preparación:

Muela ajo, sal, pimienta, yerbas de olor, vinagre y agregue al lomo dejándolo reposar por 5 horas. Desbarate achiote con jugo de naranja y añádaselo al lomo; cúbralo con las hojas de aguacate y encima coloque las hojas de plátano; tape y hornee por 2 horas más o menos.

Carne con champiñones

Ingredientes:

½ kilo de aguayón, en trocitos
1 taza de agua
2 dientes de ajo, picaditos
3 tazas de champiñones, frescos y en trozos
2 cucharadas de harina
Sal y pimienta

Preparación:

En una cacerola, con media cucharada de aceite de maíz, a fuego medio, ponga la carne y voltéela por 10 minutos; agregue ajo, sal, pimienta y revuelva; vacíe media taza de agua, tape y deje hervir a fuego bajo, durante una hora; agregue champiñones y a los 10 minutos, añada harina disuelta en media taza de agua y cuando espese, apague.

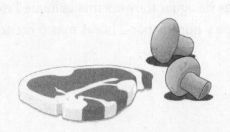

BISTECES DELICIOSOS

Ingredientes:

½ kilo de lomo de cuerito o similar, sin grasa, en 4 porciones
1 cebolla rebanada
1 cucharada de mostaza
4 cucharadas de queso cottage
1 cucharada de leche, descremada
½ cucharada de jugo de limón
1 cucharada de perejil, picado
Sal y pimienta

Preparación:

Licue: mostaza, perejil, queso, leche y limón con sal y pimienta. En una sartén antiadherente, con media cucharada de aceite de maíz, dore cebolla, agregue sal y pimienta y consérvela caliente; en la sartén, ase la carne con sal y pimienta y cuando tenga el término deseado, agregue a cada bistec una porción de la mezcla y cubra con la cebolla dorada.

KAFTA GUISADA

Ingredientes:

½ kilo de carne molida, sin grasa
4 cucharadas de perejil, picadito
3 cucharadas de cebolla, picadita
1 kilo de jitomates, licuados y colados
2 papas blancas, peladas
Sal y pimienta

Preparación:

Mezcle bien: carne, perejil, cebolla, sal y pimienta; haga tortitas y cocínelas a fuego medio, en una sartén anti-adherente, con media cucharada de aceite de maíz, de 2 en 2; cuando termine, agregue un poquito de agua a la sartén, déjela hervir y agréguela al jitomate, el cual deberá hervir hasta espesar un poco, en una cacerola con media cucharada de aceite de maíz. Cuando espese el tomate, agregue las papas rebanadas y las tortitas de carne. Deje hervir a fuego bajo, tapado, hasta que cuezan las papas. Las personas diabéticas sólo podrán tomar 2 rebanadas de papa por ración.

Fajitas a la parrilla

Ingredientes:

1 kilo de fajitas de res, sin grasa o aguayón
2 dientes de ajo, picaditos
Tomillo al gusto
2 cucharadas de jugo de limón
El jugo de una naranja
10 cebollines, limpios
1 pimiento rojo, 1 verde, 1 amarillo, en rajas
Sal y pimienta

Preparación:

Mezcla los primeros siete ingredientes, déjelos reposar por una hora; en una parrilla o una sartén antiadherente, con media cucharada de aceite de maíz, coloque la carne, rodeada de los cebollines y pimientos; cuando brote el jugo, voltéela y sirva caliente.

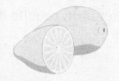

ESTOFADO DE AGUAYÓN

Ingredientes:

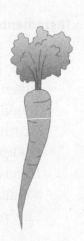

2 cucharadas de harina
1 cucharadita de pimentón
½ cucharadita de tomillo
1 cebolla picadita
1 kilo de aguayón
2 zanahorias, raspadas y ralladas
½ taza de hojas de apio, picadas
Sal y pimienta

Preparación:

Mezcle los primeros 4 ingredientes y con esto cubra el aguayón. En una cacerola, con una cucharada de aceite de maíz, a fuego medio, dore el aguayón y retírelo; ahí mismo agregue zanahoria, apio, sal y pimienta y a los 10 minutos, introduzca el aguayón; deje cocinar a fuego muy bajo por una hora, volteándolo de vez en cuando; si es necesario, agregar un poquito de agua.

BISTECES A LA PARMESANA

Ingredientes:

½ kilo de aguayón, en bisteces
5 cucharadas de Maicena
4 cucharadas de queso parmesano
2 cucharadas de cebolla, picada
2 dientes de ajo, picados
1 cucharadita de hierbas finas
Sal y pimienta

Preparación:

Mezcle Maicena, queso, pimienta, sal y empanice los bisteces. En una sartén antiadherente, con media cucharada de aceite de maíz, cuando esté caliente, agregue uno a uno los bisteces; cuando brote el líquido, espolvoree hierbas, ajo, cebolla, sal y pimienta y voltéelo, cuidando que no se pegue.

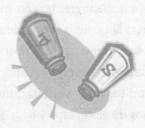

VERDURAS CON CARNE

Ingredientes:

½ kilo de aguayón o de lomo redondo, sin grasa, en trocitos
1 taza de apio, picadito
8 cebollines, rebanaditos, incluyendo lo verde
1 col pequeña, tierna, rebanada
1 diente de ajo, picadito
½ kilo de jitomates, sin piel, sin semilla y en trocitos
Las hojas de un manojo de espinacas, en tiras
1 taza de granos de elote
Sal y pimienta

Preparación:

En una cacerola, con media cucharada de aceite de maíz, agregue apio, cebolla y col, revuelva por un minuto y añada un cuarto de taza de agua, tape y deje a fuego bajo por 5 minutos. En una sartén antiadherente, con media cucharada de aceite de maíz, ponga la carne, a fuego medio, voltéela por 15 minutos; agregue sal y pimienta y una cucharada de harina disuelta en un poco de agua, revuelva y cuando espese, vacíe la carne en la cacerola con todas las verduras, incluyendo jitomates, espinacas y granos de elote, tape y a los 3 minutos apague.

POLLO

PECHUGAS A LA SARTÉN

Ingredientes:

1 pechuga de pollo, sin piel, en trocitos
1 taza de champiñones frescos, rebanados
1 taza de ramitos pequeños de brócoli
1 taza de germinado de soya
1 pimiento rojo, en tiritas
1 taza de ejotes, en trocitos
1 diente de ajo, picadito
1 cucharadita de harina
3 cucharadas de agua
Sal y pimienta

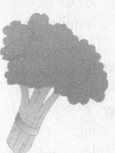

Preparación:

En una sartén antiadherente, con media cucharada de aceite de maíz, añada la pechuga y dé vueltas constantemente por 6 minutos; retírela y agregue el resto de los ingredientes, excepto los dos últimos; a los 5 minutos, añada el pollo de nuevo, tape y a fuego bajo, deje unos 5 minutos más; agregue harina y agua, mezcle bien, a los 5 minutos apague.

Pechugas finas

Ingredientes:

6 filetes de pechuga de pollo
4 cucharadas de queso parmesano
1 cucharada de mostaza
2 cucharadas de harina
1 taza de yogur natural
½ taza de caldo de pollo, desgrasado
Tomillo, sal y pimienta

Preparación:

Mezcle yogur con harina y agregue queso, mostaza, tomillo, caldo y revuelva muy bien.

En un refractario coloque pechugas con sal y pimienta, añada la mitad de la mezcla, coloque otra capa de pechugas y bañe con el resto de la mezcla. Hornee a 180°C, por 30 minutos más o menos.

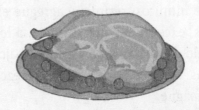

Pechugas con queso

Ingredientes:

2 pechugas partidas en 8 partes, sin piel
6 cebollines, picaditos
2 cucharadas de perejil, picadito
¼ de queso Oaxaca
Tomillo
Sal y pimienta

Preparación:

Ponga sal y pimienta a las pechugas, colóquelas en una sartén antiadherente o una parrilla, con media cucharada de aceite de maíz, áselas, antes de voltear agregue la mitad de la mezcla de los ingredientes; cuando las voltee, agregue el resto por el otro lado; déjelas 6 minutos a fuego medio, coloque encima el queso Oaxaca y sirva en seguida.

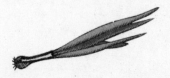

Pollo a la naranja

Ingredientes:

1 pollo en piezas, sin piel, limpio
½ taza de jugo de naranja
1 cucharada de mostaza
½ cucharadita de orégano seco
2 ajos, machacados
1 cebolla, rebanada
½ cucharadita de tomillo
Sal y pimienta

Preparación:

Añada sal y pimienta al pollo y agregue la mezcla de todos los ingredientes. Puede hornearlo por 50 minutos o más si es necesario, o cocer en la hornilla de la estufa, siempre tapada la cacerola; 15 minutos antes de apagar, cúbralo con cebolla y tápelo.

POLLO AL PLATO

Ingredientes:

1 pollo en piezas, sin piel, limpio
4 zanahorias, peladas y en rajas alargadas
1 clavo
1 diente de ajo
4 cucharadas de vinagre
½ cebollita
3 cucharadas de mantequilla
Sal y pimienta

Preparación:

Muela clavo, cebolla, pimienta, sal, vinagre y úntelo al pollo, déjelo reposar por 2 horas revuelto con la zanahoria. Puede cocinarlo a fuego medio en la hornilla o, lo que es mejor, hornearlo, siempre tapado, por 50 minutos o más si se requiere. Al sacarlo del horno, agréguele mantequilla y revuélvalo.

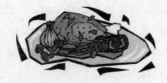

POLLO RELLENO

Ingredientes:

1 pollo sin piel, limpio
1 huevo batido
2 cucharadas de leche
½ taza de jamón, picado
1 taza de champiñones, en rebanadas
3 cucharadas de cebolla, picadita
1 zanahoria, en rajitas
½ taza de chícharos, cocidos
1 diente de ajo, picadito
1 cucharadita de tomillo
50 gramos de mantequilla
Sal y pimienta

Preparación:

Unte el pollo, por dentro y por fuera, con sal, pimienta, ajo y tomillo; mezcle el resto de los ingredientes, y con esta mezcla rellene el pollo, cubra con la cebolla y hornee en una charola, cubierta, por una hora y media si es necesario; destape la charola al final, para que se dore un poco; al sacar del horno, agregue trocitos de mantequilla. Sirva con ensalada de hojas.

VERDOLAGAS CON POLLO

Ingredientes:

½ kilo de verdolagas, lavadas y escurridas
3 jitomates, sin semilla
½ cebolla
2 dientes de ajo
1 pechuga sin piel, limpia
1 cucharada de aceite de oliva, crudo
Sal y pimienta

Preparación:

Se cuece la pechuga al vapor con sal, pimienta, un diente de ajo y media taza de agua y cuando esté lista, se deshebra. Las verdolagas se cuecen con un poco de sal. Licuar: cebolla, jitomates y un diente de ajo; colarlo y hervir hasta que espese. Se coloca en un platoncito pollo, verdolagas y se les añade la salsa de jitomate y el aceite al servir.

Pollo regio

Ingredientes:

1 pollo en piezas, sin piel, limpio
150 gramos de almendras, peladas
2 huevos cocidos, pelados
1 cebolla, picadita
2 dientes de ajo, picados
3 cucharadas de vinagre de yema
½ taza de caldo de pollo, desgrasado
2 cucharadas de harina
Azafrán (opcional)
Sal y pimienta

Preparación:

Se añade sal y pimienta al pollo y se cuece a fuego bajo, mal tapado, cuidando que no se pegue. En una sartén antiadherente, con media cucharada de aceite de maíz, dore ajo y retírelo, agregue cebolla y cuando empiece a tomar color, agregue harina, revuelva, agregue caldo, siga revolviendo y viértalo sobre el pollo con sal, azafrán y vinagre.

Licue ajos, almendras y yemas y, si es necesario, agregue un poquito de caldo y esto vacíelo al pollo y deje todo, a fuego muy suave, hervir 10 minutos.

Fate de pollo

Ingredientes:

1½ taza de arroz, limpio, enjuagado y escurrido
2 pechugas, sin piel
2 dientes de ajo
2 tazas de yogur natural, simple
½ taza de hojas de yerbabuena (menta), fresca
Sal y pimienta

Preparación:

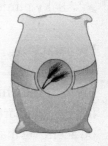

Cueza las pechugas en un litro de agua con un diente de ajo, sal y pimienta; deshébrelas. Muela la yerbabuena y revuélvala con el yogur. En una cacerola, con media cucharada de aceite de maíz, tueste el arroz con un diente de ajo, agregue tres tazas de caldo de pollo, sal y pimienta, tape y déjelo cocer a fuego muy bajo. Sirva en cada plato una capa de arroz, otra de pollo y cubra con yogur; si quiere, puede agregar piñones dorados.

HAMBURGUESAS DE POLLO

Ingredientes:

1 pechuga de pollo, sin piel, molida
150 gramos de jamón, picadito
3 cucharadas de cebolla, picadita
1 clara batida
1 cucharada de agua
2 cucharadas de perejil
Sal y pimienta

Preparación:

Mezclar todo muy bien; formar hamburguesas y cocinar-
las en una sartén antiadherente, con media cucharada
de aceite de maíz. Sirva con ensalada de verduras crudas.

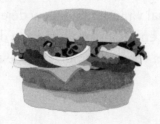

Pollo en escabeche

Ingredientes:

1 pollo en piezas, sin piel, limpio
2 dientes de ajo
1 hoja de laurel
1 cebolla rebanada
1 ramito de tomillo
6 pepinillos, en vinagre
5 pimientas, en grano
4 cucharadas de vinagre
El jugo de una naranja agria
Sal

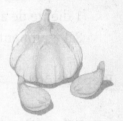

Preparación:

En una sartén antiadherente, con una cucharada de aceite de maíz, se doran de dos en dos, las piezas de pollo y
se sacan; ahí mismo agregue ajo y cuando se dore, añada
cebolla y pimienta, revuelva bien y a los 5 minutos agregue jugo, vinagre, sal, laurel y un poco de agua; cuando
hierva, vacíelo sobre el pollo, tape la cacerola; deje cocinar a fuego lento por 30 minutos. Adorne con los pepinillos. Puede comerse frío o caliente.

EJOTES CON POLLO

Ingredientes:

1 kilo de ejotes verdes, tiernos y gruesos
1 kilo de jitomate, maduro
½ cebolla
6 cebollines, enteros y limpios
2 pechugas sin piel, en trocitos
3 chipotles secos, desvenados
1 diente de ajo
Sal y pimienta

Preparación:

Los ejotes están tiernos cuando al partirlos, truenan y casi no tienen hebras. Despunte los ejotes, elimine la hebra de los costados, córtelos por la mitad, enjuáguelos, escúrralos y póngalos en una cacerola, con una cucharada de aceite de maíz y el trozo de cebolla, a fuego medio, revuélvalos constantemente; 10 minutos después, añada los trozos de pollo. Licue: jitomate y ajo y cuélelo sobre los ejotes, agregue sal y pimienta y los cebollines. Cuide que no se pasen de cocción los ejotes; retire el trozo de cebolla. Si gusta puede añadir los chipotles secos.

POLLO EN BARBACOA

Ingredientes:

1 pollo en piezas, sin piel, limpio
6 chiles guajillos
1 cebolla
4 cucharadas de ajonjolí
2 dientes de ajo
Pencas de maguey (opcional)
Hojas de maíz
Clavo, comino, sal y pimienta

Preparación:

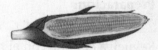

Acomodar las pencas, una parrilla o una tapa en la base de una vaporera o de una olla y agregar media taza de agua. Remojar en agua hirviendo las hojas de maíz y escurrirlas. Añada sal y pimienta al pollo. Licue el resto de los ingredientes y con esto adobe el pollo y haga tamalitos con cada pieza de pollo y las hojas de maíz. Cueza durante 1 hora.

POLLO HAWAIANO

Ingredientes:

8 piezas de pollo, sin piel, limpias
2 dientes de ajo, picaditos
¼ taza de jugo de piña
4 cucharadas de perejil, picadito
3 cucharadas de vinagre de vino o de cualquier otro
El jugo de 2 naranjas
Sal y pimienta

Preparación:

Revuelva el pollo con el resto de los ingredientes y déjelo reposar por 2 horas, moviendo de vez en cuando. En una parrilla o en una sartén antiadherentes, ase el pollo, mojándolo constantemente con la salsa. Se sirve acompañado de una ensalada de lechuga y escarola.

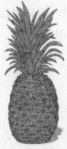

ROLLOS DE POLLO

Ingredientes:

6 filetes de pechuga, sin piel, abiertos
3 hojas de acelga, sin el rabo y en tiras
3 dientes de ajo, picados
2 zanahorias, raspadas y en tiritas largas
6 rebanadas de cebolla
$3/_4$ de kilo de jitomate
1 diente de ajo
1 trocito de cebolla
Sal y pimienta

Preparación:

Añada sal y pimienta a los filetes de pechuga y enróllelos después de colocarles en medio un poquito de ajo, cebolla, zanahoria y acelga; sostenga los rollos con palillos y dórelos en una sartén antiadherente, untada con aceite de maíz. Licue jitomate, un diente de ajo, un trocito de cebolla, sal y pimienta, cuélelo, hiérvalo y cuando espese agregue los rollitos; déjelos por 10 minutos y apague.

PECHUGAS A LA MANDARINA

Ingredientes:

6 mitades de pechuga, sin la piel
1 taza de caldo de pollo, desgrasado
2 cucharadas de harina
2 dientes de ajo, picaditos
1 cucharada de cebolla, picadita
1 cucharadita de jugo de limón
½ taza de jugo de mandarina
Sal y pimienta

Preparación:

Añada sal y pimienta a las pechugas y póngalas a fuego medio, en una cacerola con media cucharada de aceite de maíz, con un diente de ajo, tapadas, cuidando que no se recuezan. En una sartén antiadherente, con media cucharada de aceite de maíz, tueste cebolla y ajo y añada harina, desbarate la mezcla con el caldo y cuando esté tersa, agregue los jugos, añada la salsa a las pechugas y sírvalas.

Pechugas rellenas

Ingredientes:

6 bisteces de pechuga, sin la piel, limpios
Las hojas de dos manojos de espinacas, limpias y
escurridas
2 dientes de ajo
4 cucharadas de queso parmesano
Sal y pimienta

Preparación:

Se cuecen las espinacas, sin agua, a fuego bajo, por 10
minutos, y se escurren y pican. En una sartén antiadherente, con media cucharada de aceite de maíz, dore los
ajos, retírelos y ahí ponga las espinacas, añada sal y
pimienta, revuelva por unos 10 minutos. Ponga sal y pimienta a las pechugas y enróllelas con una porción de
espinacas al centro, ajústelas con dos palillos y hornéelas,
tapadas, a 180°C, de 20 a 30 minutos o cocínelas en la
hornilla. Cuando estén listas, cúbralas con queso parmesano. Si es necesario, se les puede rociar durante la cocción
de caldo de pollo.

Pechuga veraniega

Ingredientes:

2 pechugas, sin piel, limpias
1 diente de ajo, entero
50 gramos de queso parmesano
1 cucharada de vinagre de manzana
1 cucharadita de salsa inglesa
1 cucharadita de jugo de limón
¼ de cucharadita de orégano
3 cucharadas de aceite de oliva, crudo
Tomillo
Sal y pimienta

Preparación:

Añada sal y pimienta a las pechugas y cocínelas a fuego bajo, con media cucharada de aceite de maíz, ajo y tomillo; después consérvelas frías.

Mezcle queso con aceite y agregue el resto de los ingredientes; sirve para acompañar las pechugas cortadas en rajitas; frías.

Esta edición se imprimió en Mayo de 2009 Impre Imagen
José María Morelos y Pavón Mz 5 Lt 1 Ecatepec Edo de México.